Série Gestão em Saúde (FGV)

Volume 5

Saúde Populacional, Gestão e Sustentabilidade para o Cenário Brasileiro

Série Gestão em Saúde (FGV)

Volume 1	Gestão de Operações em Saúde para Hospitais, Clínicas, Consultórios e Serviços de Diagnóstico
Volume 2	Compreendendo o Edifício de Saúde
Volume 3	Gestão do Faturamento e Auditoria de Contas Hospitalares
Volume 4	Gestão Comercial Hospitalar
Volume 5	Saúde Populacional, Gestão e Sustentabilidade para o Cenário Brasileiro

Série Gestão em Saúde (FGV)

Volume 5

Saúde Populacional, Gestão e Sustentabilidade para o Cenário Brasileiro

Alberto José Niituma Ogata

Atheneu
Rio de Janeiro • São Paulo
2024

EDITORA ATHENEU

São Paulo	—	Rua Maria Paula, 123 – 13° andar Conjuntos 133 e 134 Tel.: (11) 2858-8750 E-mail: atheneu@atheneu.com.br
Rio de Janeiro	—	Rua Bambina, 74 Tel.: (21) 3094-1295 E-mail: atheneu@atheneu.com.br

CAPA: Paulo Verardo
PRODUÇÃO EDITORIAL: EBK Projetos Editoriais – Elke Braga Kropotoff

CIP-BRASIL. CATALOGAÇÃO NA PUBLICAÇÃO
SINDICATO NACIONAL DOS EDITORES DE LIVROS, RJ

O28s

Ogata, Alberto José Niituma
Saúde populacional, gestão e sustentabilidade para o cenário brasileiro / Alberto José Niituma Ogata. - 1. ed. - Rio de Janeiro : Atheneu, 2024.
21 cm. (Gestão em saúde (FGV) ; 5)

Inclui bibliografia e índice
ISBN 978-65-5586-802-9

1. Administração dos serviços de saúde - Brasil. 2. Medicina social - Brasil. I. Título. II. Série.

CDD: 362.10420981
24-88378 CDU: 616-058(81)

Meri Gleice Rodrigues de Souza - Bibliotecária - CRB-7/6439

20/02/2024 26/02/2024

OGATA, AJN
SÉRIE GESTÃO EM SAÚDE (FGV)
Volume 5 - Saúde Populacional, Gestão e Sustentabilidade para o Cenário Brasileiro

---

Sobre o Autor

Alberto José Niituma Ogata

Doutor em Saúde Coletiva pela Faculdade de Medicina da Universidade de São Paulo (FMUSP). Mestre em Medicina pela Universidade Federal de São Paulo (Unifesp). Mestre Profissional em Economia e Gestão da Saúde pela Unifesp. Graduação em Medicina pela Faculdade de Medicina de Jundiaí (FMJ). Professor do Mestrado Profissional em Gestão da Competitividade na Escola de Administração de Empresas de São Paulo da Fundação Getúlio Vargas (FGV EAESP), em que ministra a disciplina de Saúde Populacional. Professor do MBA em Programas de Promoção da Saúde nas Organizações e Gestão Avançada de Programas no Centro Universitário São Camilo. Pesquisador Associado do Centro de Planejamento em Saúde e Gestão (GV Saúde). Presidente (2018-2019) do International Association of Worksite Health Promotion (IAWHP). Presidente (2007-2014) da Associação Brasileira de Qualidade de Vida (ABQV).

Agradecimentos

Inicialmente, gostaria de agradecer ao Centro de Estudos em Planejamento e Gestão de Saúde da Escola de Administração de Empresas de São Paulo, pelo apoio e confiança na elaboração deste texto.

Agradeço aos colegas e amigos Ana Maria Malik, Adriano Massuda, Álvaro Escrivão, Ana Claudia Pinto e João Silvestre da Silva Junior, pela leitura cuidadosa dos originais e pelas preciosas sugestões.

Um agradecimento especial à Professora Titular da Escola de Administração de Empresas de São Paulo da Fundação Getúlio Vargas (FGV EAESP) Ana Maria Malik, pelo estímulo constante, companheirismo e acompanhamento vigilante na organização desta obra.

Agradeço também ao meu editor, Doutor Paulo da Costa Rzezinski, pelo apoio e preciosas sugestões ao longo da produção do livro, a toda equipe da Atheneu e também à Elke Braga Kropotoff, pela cuidadosa revisão final da obra.

Finalmente, agradeço à minha companheira, Irmi, meus filhos, Renato e Daniel, minha irmã, Marcia, e minha mãe, Fumiko, pelo estímulo constante, mesmo nos momentos difíceis para a conclusão deste trabalho.

Apresentação

Alberto Ogata definiu, aparentemente, uma causa para sua carreira acadêmica: a qualidade de vida no trabalho, a saúde dos trabalhadores, a saúde da população. Sem se ater a questões de como superar os limites entre o setor público e o setor privado, ele apresenta ambos, junto com a chamada ciência dos sistemas de saúde. Além de tudo, Ogata consegue contagiar muitos adeptos (o uso do termo voltado ao perfil nosológico das doenças agudas foi proposital) com seu entusiasmo, deixando clara a oportunidade dessa abordagem. Sua inserção nessa área é nacional e internacional, como consultor, avaliador e, acima de tudo, como um instigador do debate.

Neste livro, extremamente acessível, ele nos traz conceitos complexos de maneira didática, para apresentar o conhecimento para leitores interessados no assunto. Nos capítulos, com encadeamento lógico, surgem conceitos tratando dos fatores do ambiente cuja influência na saúde das pessoas, em geral, é até maior do que consultas, prescrições e outros procedimentos, os chamados determinantes sociais da saúde (ou da doença). Com isso, aborda riscos com uma visão epidemiológica, além de algumas das oportunidades do mundo do século XXI, como a saúde digital (fazendo parte da digitalização da vida).

Ogata não traz conceitos nem dados datados. Aponta onde e como procurar dados e informações, de forma a manter o texto atualizado. Assim, suas reflexões tanto sobre valor em saúde quanto sobre os modelos do Institute for Healthcare Improvement (IHI) – ambos muito mencionados atualmente, mas não necessariamente bem conhecidos ou compreendidos – são claras, contemporâneas, mas podem ser extrapoladas para diversos momentos.

Em resumo, temos nesta obra um chamado à ação. Em tese, não se deve deixar nenhum *stakeholder* de fora: governo, empresários/empregadores, operadoras de planos de saúde, serviços, trabalhadores, prestadores e desenvolvedores, entre outros. Esse desafio não pode ser abordado de maneira parcial.

Considero o texto uma leitura instigante, inicial para os recém-chegados, mas com forte base para reflexão sobre os componentes do campo para aqueles já inseridos na discussão.

Ana Maria Malik
Professora Titular da Escola de Administração de Empresas de São Paulo da Fundação Getúlio Vargas (FGV EAESP)

Introdução

Este livro faz parte da coleção Gestão em Saúde, do Centro de Estudos em Planejamento e Gestão de Saúde da FGV EAESP, destinada a estudantes, profissionais e pesquisadores brasileiros, que busca apresentar temas relevantes, com informações baseadas em evidências científicas, de maneira didática e instrumental.

A saúde populacional tem merecido atenção de autores em várias partes do mundo, com a publicação de manuais, livros-texto e compêndios sobre o tema. Conforme nosso conhecimento, esta obra é a primeira a explorar integralmente essa temática em forma de livro em nosso país.

A definição operacional mais utilizada se refere à saúde populacional como o conjunto de desfechos em saúde em um grupo de indivíduos de uma população adstrita. Em geral, a abordagem tem sido limitada ao sistema de saúde (ou de doença ?), como hospitais, clínicas, laboratórios e profissionais. Temas como financiamento do sistema, modelos de remuneração, incorporação de novas tecnologias merecem grande destaque e ocupam boa parte das discussões no setor.

No entanto, a capa de um livro de Nigel Crisp nos lembra que "*Health is made at home. Hospitals are for repairs*", ou seja, o estado de saúde dos cidadãos depende muito mais de onde moram, como se deslocam, se alimentam, convivem, dormem e se divertem do que o acesso ao melhor sistema de saúde.

O cenário de envelhecimento da população, do aumento da prevalência das condições crônicas e dos seus fatores de risco (sedentarismo, alimentação inadequada, tabagismo, dentre outros) e as desigualdades sociais e econômicas exigem que os profissionais e estudiosos tenham um conhecimento amplo de saúde populacional.

Inicialmente, no capítulo "Conceitos e Premissas da Saúde Populacional" são apresentadas as definições e a classificação propostas pela literatura. Nesse contexto, o capítulo "Determinantes Sociais de Saúde" apresenta os seus componentes, como se articulam e a aplicação prática no dia a dia das organizações.

Questões relacionadas ao estudo da epidemiologia e sua aplicação na saúde populacional são temas de um capítulo específico. O trabalho ocupa um espaço central na vida das pessoas e, por isso, a sua interface com a saúde populacional é abordada em outro capítulo.

Um termo cada vez mais utilizado é a ciência dos sistemas de saúde, que deve ser compreendida por todos os profissionais que atuam na área e que iniciam sua formação no tema desde a graduação. O capítulo aborda a relação entre esse tema e a saúde populacional.

Esta obra foi escrita para utilização no Brasil. Desse modo, é importante que os leitores tenham uma visão ampla do sistema de saúde brasileiro e do seu funcionamento.

A saúde digital tem assumido uma importância cada vez maior, propiciando o empoderamento dos cidadãos e o uso dos dados, a melhoria do acesso aos serviços de saúde, o uso racional dos recursos, sendo que a saúde populacional permeia, de modo transversal, as intervenções em saúde digital.

Finalmente, apresentamos um caso prático, brasileiro, de abordagem em saúde populacional no ambiente de trabalho, que foi premiado no Global Healthy Workplace Award, como destaque na Categoria Grande Empresa.

Buscamos, nesta obra, não apresentar dados ou estatísticas datadas para evitar a desatualização prematura do texto, mas incluímos as fontes nas quais o leitor poderá obter tais informações.

Boa leitura!

Sumário

Capítulo 1

Conceitos e Premissas da Saúde Populacional

Introdução

Quando procuramos definir saúde populacional é importante uma reflexão sobre os termos saúde e população.

A conhecida definição de saúde da Organização Mundial da Saúde: "um estado de completo bem-estar físico, mental e social e não meramente a ausência de doença ou enfermidade", data de 1946,[1] trazendo um olhar amplo, positivo fugindo dos 5 Ds do modelo biomédico vigente (*death, disease, disability, discomfort, dissatisfaction*)[2] ou morte, doença, incapacidade, desconforto e insatisfação.

Esta definição recebeu uma atualização em 1984, mediante a Carta de Ottawa, de promoção da saúde, em que se afirma que a saúde "deve ser vista como um recurso para a vida do dia a dia, não o objetivo de se viver, e se enfatizam os recursos pessoais e sociais, assim como as capacidades físicas".[3]

Por outro lado, população tem sido definida como um conjunto de pessoas adscritas a um determinado espaço, num dado tempo. Esse espaço pode ser definido geograficamente, politicamente ou considerando-se alguns grupos étnicos, religiosos, sociais etc. Podemos obter as informações de toda a população ou de uma amostra.

Saúde populacional pode ser definida como "os desfechos em saúde em um grupo de indivíduos de uma população adstrita, incluindo-se também a distribuição de tais desfechos dentro desse grupo".[4]

Os grupos podem ser constituídos por empregados de uma empresa, beneficiários de um plano de saúde, a população de uma cidade, de um estado ou de um país. Nesse campo estão incluídos os determinantes sociais de saúde e os desfechos em saúde, assim como as políticas e intervenções que as integram (Figura 1.1).

Inicialmente, a discussão em saúde populacional estava focada principalmente em estudar porque alguns grupos populacionais eram mais saudáveis que outros e buscar construir uma agenda de pesquisa, construção de políticas e alocação de recursos para esta abordagem.[2]

Por outro lado, a saúde populacional se refere a saúde de um grupo medida por indicadores e as influências recebidas dos ambientes físico, econômico e social, além das características individuais, aspectos biológicos, desenvolvimento na infância e acesso aos serviços de saúde.[5]

Nesse contexto, o governo canadense, por meio do documento *Strategies for Population Health*, descreve as características da saúde populacional:[2]

- Aborda o espectro de fatores que determinam a saúde, não focando unicamente nos fatores clínicos ou riscos associados a uma doença particular.
- Afeta a população inteira e não apenas pessoas doentes ou de alto risco.

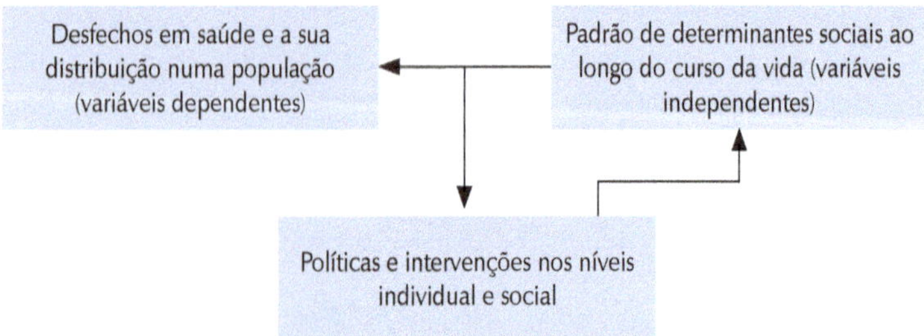
Desfechos em saúde e a sua distribuição numa população (variáveis dependentes)
Padrão de determinantes sociais ao longo do curso da vida (variáveis independentes)
Políticas e intervenções nos níveis individual e social

Fonte: Adaptada de Kindig, *et al.*, 2003.[4]

Figura 1.1. Uma definição esquemática de saúde populacional.

Neste contexto, a perspectiva da saúde populacional é contribuir para que as pessoas tenham a oportunidade de viver com boa qualidade de vida durante a maior parte de suas vidas, reduzindo as suas condições patológicas e incapacidades.

Compressão da morbidade

O conceito de compressão da morbidade, proposto por James Fries há mais de 40 anos continua atual (Figura 1.2).[6] Ele sugere que as condições crônicas e algumas consequências do envelhecimento podem ser adiadas pela mudança do estilo de vida e com os cuidados com a saúde, fazendo com que algumas complicações ocorram somente mais próximo do fim da vida.[6]

Esse conceito sugere que é possível ter uma vida física, emocional e intelectual vigorosa até o seu final, por meio do cuidado preventivo e integrado que não envolve apenas o indivíduo, mas também a sociedade que cria oportunidades para o idoso se expressar, ter autonomia e experimentar um cuidado com empatia e visando o bem-estar.

A premissa em saúde populacional é buscar conservar a saúde e o bem-estar das pessoas ao longo da sua jornada na vida e

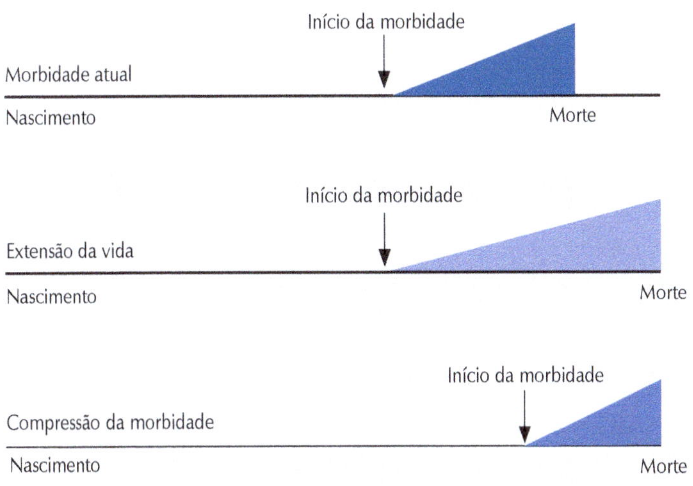

Fonte: Adaptada de Fries, 1980.[6]

Figura 1.2. Modelo de compressão da morbidade.

não apenas abordar os problemas quando o indivíduo procura o sistema de saúde.

Naturalmente isso exige um trabalho integrado e cooperativo, com atenção aos determinantes sociais de saúde, com equipes multiprofissionais e abordagens baseadas em evidências científicas. Os sistemas de saúde devem deixar de ser reativos, ou seja, acionados somente quando há problemas e complicações, mas identificar fatores de risco e comportamentos não saudáveis e realizar abordagens assertivas com o uso das mais avançadas técnicas de mudança de comportamento.

Além disso, as condições crônicas devem ser abordadas de uma maneira diferente, pois, atualmente, o paciente:[7]

- Pode ter duas ou mais condições concomitantes.
- É mais ativo e espera participar das decisões sobre o tratamento.
- Espera ter acesso ao seu histórico e prontuário de saúde.
- Vai à consulta com muitas perguntas e conhecimento prévio sobre a sua condição.
- Espera continuidade e segurança em toda sua jornada no sistema.

As mudanças no cuidado visam assegurar que o cidadão não "desapareça do radar" do sistema de saúde. Não é raro que o médico só veja os seus clientes quando eles o procuram ou que ninguém monitore a adesão a um determinado tratamento. Bengoa propôs uma vigorosa transição de modelo[8] (Figura 1.3) em que o participante fica constantemente no radar do sistema.

HOJE	PERSPECTIVA
Curar	*Curar e Cuidar*
■ O paciente aparece	■ O paciente aparece
■ O paciente é tratado	■ O paciente é tratado por uma equipe multiprofissional
■ O paciente recebe alta	■ O paciente recebe alta com um plano de cuidado (preventivo e de tratamento)
■ O paciente desaparece do radar	■ O paciente é ativo e recebe suporte contínuo do sistema
	■ O paciente continua no radar com monitoramento remoto e prontuário eletrônico

Fonte: Adaptada de Bengoa, *et al.*, 2008.[7]

Figura 1.3. **Modelos em transição.**

Pilares da saúde populacional

A saúde populacional possui os seguintes pilares:[8]

- **Gestão do cuidado:** que seja coordenado e baseado em evidências científicas. Que promova o autocuidado apoiado, ativando o participante. O apoio para a mudança de comportamento e ações preventivas são fundamentais. Elaborar estratégias de rastreamento de patologias e fatores de risco, além de atividades educativas para que os participantes entendam as suas condições, como podem contribuir para a sua gestão e tenham acesso às suas informações no sistema de saúde.
- **Qualidade e segurança:** os sistemas de atenção à saúde devem ser modelados para minimizar os erros e danos, com reavaliação constante dos processos e envolver os participantes.
- **Saúde pública:** interagir com os diferentes campos da sociedade para uma ação multissetorial, garantindo efetividade nas ações.

Do ponto de vista operacional, há o conceito de gestão em saúde populacional que envolve o cuidado de um grupo de pessoas e o seu engajamento no cuidado, pelo sistema de saúde, ao longo do tempo.[8]

Para o atingimento desse objetivo, o sistema de saúde precisa estar organizado e superar diversas barreiras, como a fragmentação do cuidado, os incentivos financeiros desalinhados com os desfechos clínicos desejados e o uso insuficiente dos recursos tecnológicos.[8]

Há alguns componentes que podem contribuir para aprimorar a gestão em saúde populacional, como o cuidado multiprofissional em times, a coordenação da atenção nos vários níveis, o acesso à atenção primária, o estabelecimento de planos de cuidado, a educação para o autocuidado, a atenção para o estilo de vida e os fatores de risco para condições crônicas, a utilização de prontuários eletrônicos que sejam interoperáveis e o cuidado continuado.[9]

Conclusão

Concluimos que, para a gestão de todos os aspectos da saúde, do bem-estar aos cuidados complexos, o sistema de saúde deve acessar toda a população, que deve ser estratificada nos vários estágios no espectro do cuidado.[8] Isso propiciará uma atenção à saúde de qualidade e contribuirá para a sustentabilidade econômico-financeira do sistema.

Referências bibliográficas

1. World Health Organization. [Internet]. Constitution of the WHO. [Acesso em 7 fev 2024]. Disponível em: https://apps.who.int/gb/bd/PDF/bd47/EN/constitution-en.pdf.
2. Young TK. Population health: concepts and methods. 2. ed. New York: Oxford University Press; 2005.
3. World Health Organization. [Internet]. The Ottawa Charter for Health Promotion. [Acesso em 7 fev 2024]. Disponível em: https://www.who.int/teams/health-promotion/enhanced-wellbeing/first-global-conference.
4. Kindig G, Stoddart G. What is population health? Am J of Public Health 2003;93(3)380-383.
5. Kindig DA. Purchasing Population health: Paying for results. Ann Arbor: University of Michigan Press; 1997.
6. Fries JF. Aging, natural death, and the compression of morbidiy. N Engl J Med. 1980;303(3):130-135.
7. Bengoa R, Solinis RN. Curar y cuidar. Innovacion en la gestión de enfermedades crónicas: una guía prática para avanzar. Barcelona: Elsevier; 2008.
8. Hodach R, Grundy P, Jain A, Weiner M, Handmaker KE. Provider-led population health management. Key strategies for healthcare in the cognitive era. 2. ed. Indianopolis: John Wiley & Sons Inc.; 2016.
9. David L. From chaos to care: the promise of team-based medicine. Cambridge: Perseus Publishing; 2002.

Capítulo 2

Determinantes Sociais de Saúde

Introdução

Os determinantes sociais de saúde (DSS) têm sido cada vez mais considerados, particularmente com a recente pandemia de SARS-CoV2. As pessoas têm compreendido que saúde não se limita a cuidados médicos ou oferecidos pelo sistema de saúde. Ao contrário, fatores relacionados aos meios que as pessoas utilizam para se deslocarem, onde moram, com quem se relacionam, se têm acesso à educação e como trabalham, trazem grande influência sobre o estado de saúde. Muitos estudos têm demonstrado fortes associações entre indicadores de saúde e aspectos socioeconômicos, como renda, nível educacional, saneamento básico e tipo de ocupação. Esses fatores têm sido muito estudados, com destaque para os trabalhos seminais do epidemiologista Michael Marmot.[1]

> "Determinantes sociais de saúde são as condições em que as pessoas nascem, crescem, vivem, trabalham e envelhecem".[2]
> Comissão sobre os Determinantes Sociais da Saúde da Organização Mundial de Saúde.

A Comissão sobre os Determinantes Sociais da Saúde, da Organização Mundial de Saúde (OMS) propõe um modelo baseado na proposta de Dahlgren e Whitehead[3] para categorização dos elementos. Nesse modelo, os determinantes sociais da saúde são abordados em camadas, desde aquelas que expressam as características individuais, até as que incluem os macrodeterminantes do processo saúde-doença. Assim, conforme apresentado na Figura 2.1, os indivíduos encontram-se na base desse modelo, com suas características individuais de idade, sexo e fatores genéticos. A camada seguinte, representada pelos comportamentos e estilos de vida individuais, encontra-se no limiar entre aqueles fatores individuais e os DSS, já que os comportamentos, além de serem dependentes de opções individuais, são também dependentes dos DSS, como o acesso a informações e alimentos saudáveis, lazer, entre outros. A camada seguinte é representada pelas redes comunitárias e de apoio, que conformam redes de solidariedade e expressam, em maior ou menor grau, de acordo com a sua organização, o nível de coesão social. Logo após, encontram-se os fatores relacionados com as condições de vida e de trabalho dos indivíduos, disponibilidade de alimentos, assim como o acesso a serviços essenciais, como saúde e educação, indicando os diferenciais de vulnerabilidade a que estão expostos os indivíduos que se encontram em condição de pobreza. Por fim, a última camada expressa os macrodeterminantes relacionados com as condições econômicas, sociais e ambientais em que vive a sociedade, assim como os determinantes supranacionais como o processo de globalização.

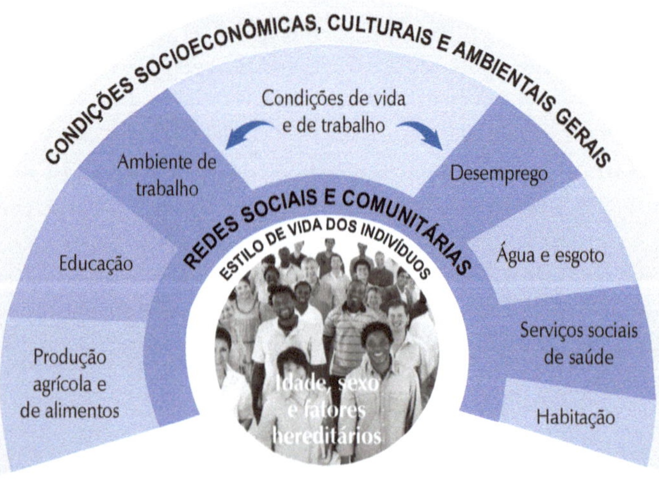

Fonte: Adaptada de Garbois, *et al.*, 2017.[4]

Figura 2.1. Determinantes sociais de saúde.

Várias evidências apoiam relações causais entre muitos fatores sociais e muitos desfechos de saúde, não apenas por meio de relações diretas, mas também por meio de vias mais complexas, muitas vezes envolvendo processos biopsicossociais.[5]

O setor de Saúde deve buscar alternativas de colaboração e trabalho integrado para o enfrentamento das condições desfavoráveis em alguns grupos populacionais. Esse movimento se inicia pela abertura para identificar os fatores que podem influenciar os desfechos em saúde e inseri-los como fatores associados, e que devem ser considerados no planejamento do cuidado.

Certamente que os fatores comportamentais, como atividade física, alimentação, uso de álcool, drogas ou tabaco devem ser considerados nas estratégias de promoção de saúde e abordagem multiprofissional.

Os profissionais de saúde devem participar por meio de suas organizações ou individualmente para estimular a construção de políticas públicas que propiciem o acesso à saúde e seus determinantes, de maneira igualitária para toda a população.

Esterhay *et al.* (2017) propuseram um modelo com cinco elementos para um ecossistema na comunidade (Figura 2.2):[6]

O primeiro elemento envolve os determinantes sociais, em que aspectos como habitação, cultura, acesso à educação e saneamento básico têm impacto significativo na vida das pessoas.

O segundo elemento envolve as comunidades em que as pessoas vivem e se desenvolvem. As condições sociais são, com frequência, os determinantes das desigualdades no acesso aos recursos de saúde e podem estar associados a fenômenos como migração, urbanização e precarização na qualidade de vida.

O terceiro elemento envolve as políticas. Se elas forem multissetoriais, envolvendo as questões econômicas, urbanas, de saúde e sociais, têm ramificações que afetam a saúde das pessoas, principalmente as mais vulneráveis.

O quarto elemento envolve as populações vulneráveis que incluem as minorias, as crianças, os idosos, as pessoas com incapacidades, dentre outros. Devem ser construídas estratégias na comunidade que envolvam esses grupos.

O quinto elemento envolve as coalizões na comunidade. Os esforços colaborativos nas comunidades devem envolver o engajamento multissetorial e multidisciplinar pelas organizações, para propiciar a mudança social e melhorar o nível de saúde da população. Essa colaboração pode ser definida como um "processo em que as partes que enxergam diferentes partes de um problema podem explorar, de maneira construtiva, suas diferenças e buscar soluções que vão além de sua visão limitada do problema".[7]

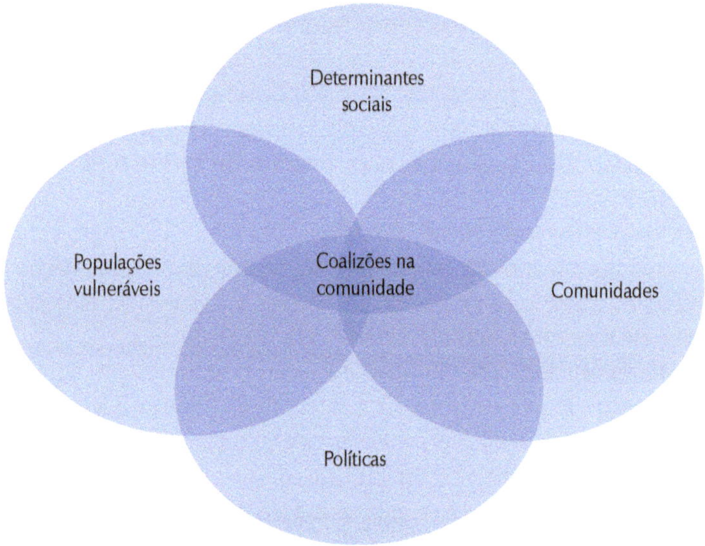

Fonte: Adaptada de Esterhay *et al.*, 2017.[6]

Figura 2.2. **Ecossistema na comunidade composto por quatro elementos integrados num tópico central (coalizões na comunidade).**

Nesse contexto, algumas ações podem ser adotadas neste ecossistema, por exemplo:[8]

- ❑ Enfrentamento do uso abusivo de álcool e drogas.
- ❑ Melhorar o acesso aos serviços de saúde.
- ❑ Aumentar a oferta de alimentos saudáveis.
- ❑ Buscar alternativas para novas alternativas de trabalho e emprego na comunidade.
- ❑ Investir na infância e na educação básica.

- Buscar melhorar as condições de moradia.

Ressalte-se que os mesmos problemas sociais que compõem o DSS também são determinantes sociais da saúde mental. Ou seja, os determinantes que aumentam o risco de diabetes ou de doenças sexualmente transmissíveis, por exemplo, também aumentam o risco de condições mentais, como transtorno depressivo maior e transtornos por uso de substâncias, como transtorno por uso de álcool e transtorno por uso de opioides.[9] Nesse contexto, os DSS mentais passam a ter uma importância cada vez maior na sociedade, por várias razões:

- As condições mentais são tão prevalentes e altamente incapacitantes, que faz sentido focar a atenção nelas. De fato, alguns transtornos de saúde comportamental (um termo que abrange tanto doenças mentais quanto transtornos por uso de substâncias), como depressão, transtornos de ansiedade, transtorno bipolar, esquizofrenia e transtornos por uso de substâncias estão entre as principais causas de incapacidade em todo o mundo.
- Os distúrbios de saúde comportamental podem ser muito custosos para o sistema de saúde, além de causarem perda de produtividade.
- É possível que os determinantes sociais possam ter um efeito ainda mais potente na saúde mental e nas doenças mentais do que na saúde física e nas doenças físicas.

Os DSS mental podem ser classificados em quatro categorias:[9]

- Experiências adversas no início da vida e maus-tratos na infância.
- Discriminação (de raça ou etnia, gênero, contra pessoas LGBTQIA+, religião, imigrantes, deficiência, idade etc.) e a exclusão social e o isolamento social relacionados.
- Exposição a conflitos, violência, tiroteios, guerra, migração forçada, trauma de imigração e questões relacionadas.
- Envolvimento e interação com o sistema judicial ou criminal.

A organização norte-americana Health Enhancement Research Organization (HERO) criou um grupo de trabalho que elegeu fatores relacionados aos DSS que podem afetar o bem-estar das pessoas, particularmente no ambiente de trabalho, a saber:[10]

- **Localização:** onde as pessoas passam seu tempo é importante. A localização influencia o acesso a alimentação e transporte, segurança e moradia, emprego e cuidados de saúde.
- **Pobreza:** a pobreza tem sido associada ao aumento da morbidade e mortalidade e demonstrou ter implicações significativas para a saúde ao longo da vida. Adultos que vivem na pobreza têm uma maior incidência de diabetes, doenças cardíacas, acidente vascular cerebral, obesidade, depressão e morte prematura. Eles são mais sedentários, fumam mais e são mais propensos a ter dietas pouco saudáveis.
- **Acesso e disponibilidade de alimentação saudável:** pesquisas mostram que uma boa nutrição é essencial para a saúde a longo prazo. Os agregados familiares em situação de insegurança alimentar não têm a certeza de ter, ou são incapazes de adquirir, em algum momento durante o ano, alimentos suficientes para satisfazer as necessidades de todos os seus membros porque não tinham dinheiro suficiente ou outros recursos para alimentação. O trabalho em tempo integral não assegura a segurança alimentar.
- **Isolamento social:** a solidão tem um impacto significativo na morbidade e mortalidade. A solidão afeta os resultados de saúde de maneira comparável ao tabagismo, consumo de álcool, obesidade, pressão alta e comportamento sedentário. As pessoas solitárias correm maior risco de pegar um resfriado, ter um derrame ou desenvolver doenças cardíacas.

Nesse contexto, a Universidade de Michigan, nos Estados Unidos, identificou em sua população de trabalhadores, os grupos mais vulneráveis, que seriam compostos pelas pessoas com condições crônicas, as que recebem menores salários, os que reportam comportamentos de alto risco (para doenças crônicas) e os trabalhadores braçais.[11]

O termo direcionadores sociais da saúde (*social drivers of health*) pode ser mais preciso do que os determinantes sociais porque as condições sociais influenciam, mas não determinam necessariamente a melhoria dos desfechos em saúde. Os direcionadores sociais de saúde seriam coletivos e não seriam algo que um indivíduo poderia ter ou não. As organizações podem ter programas para atender às necessidades sociais relacionadas à saúde dos indivíduos e, potencialmente, poderiam melhorar os resultados clínicos, com consequentes reduções ou menores incrementos na utilização e custos dos serviços.[12] No entanto, os resultados dessas iniciativas ainda são limitados. Uma alternativa seria a utilização da proposta de cadeia de valor de Michael Porter, ou seja, buscar:

- A proposição de valor para os participantes (cidadãos, pagadores, prestadores).
- Proposta de valor para os parceiros (planos de saúde, governos, ONGs) com uma cadeia de valor customizada usando um processo de aprendizado, testagem e mensuração.[13]

A combinação da economia, da sociologia, da psicologia com a medicina e a neurobiologia nos permite pensar além das abordagens das desvantagens materiais. As circunstâncias sociais, desde a infância, envolvem a necessidade das pessoas se sentirem valorizadas e reconhecidas. As pessoas precisam se sentir úteis e ter um trabalho que tenha significado. A sua ausência pode aumentar o risco de depressão, uso abusivo de drogas, ansiedade, hostilidade e sentimento de desesperança com impactos também na saúde física.[14]

Atualmente, os planejadores de programas de saúde populacional, nas esferas pública ou privada, incluem o levantamento dos DSS da população-alvo e o seu impacto nos desfechos em saúde. Desse modo, é possível incluir tais variáveis na avaliação, mitigando-as sempre que possível e incluindo-as como um influenciador importante nos resultados desejados.

Referências bibliográficas

1. Marmot M, Bell R. Fair society, healthy lives. Public Health. 2012;126(Suppl 1):S4-10.
2. World Health Organization, Commission on Social Determinants of Health. Closing the gap in a generation: health equity through action on the social determinants of health. CSDH final report. Geneva: WHO; 2008.
3. Dahlgren G, Whitehead M. Policies and strategies to promote social equity in health. Background document to WHO

– Strategy paper for Europe. Stockholm: Institute for Future Studies; 1991.
4. Garbois JA, Sodre F, Araujo MD. Da noção de determinação social à de determinantes sociais de saúde. Saúde Debate. 2017;41(112)63-76.
5. Bravement P, Gottlieb L. The Social Determinants of Health: It's Time to Consider the Causes of the Causes. Public Health Rep. 2014;129(Suppl 2):19-31.
6. Esterhay RJ, Nesbitt LS, Taylor JH, Bohn Jr HJ (ed). Population health: management, policy and innovation. 2. ed. Virginia Beach: Convurgent Publ.; 2017.
7. Lasker RD, Weiss ES, Miller R. Partnership synergy: a practical framework for studying and strengthening the collaborative advantage. Millbank Q 2001:79(2)179-205.
8. Minnesota e-Health Initiatives. Population health and health information technology framework of the Minnesota e-health initiative population health. Workgroup Minnesota Department of Health; 2008.
9. Compton MT, Shim RS. Why Employers Must Focus on the Social Determinants of Mental Health. Am J Health Prom. 2020;34(2):215-219.
10. Blacker A, Dion S, Grossmeier J, Hecht R, Markle E, Meyer L, et al. Social determinants of health – an employer priority. Am J Health Prom. 2020;34(2):207-215.
11. Jenkins K, Schmidt K, Weigl A. Addressing social determinants of health: a large employer perspective. Am J Health Prom. 2020;34(2):224-226.
12. Schweitzer A, Pham A, Aliber M, Lofthus ADK, Brooks K, Mohta NS. Applying Value Chain Thinking to Social Drivers of Health: A Framework and Two Case Studies. N Engl J Catalyst. 2021;2(12).
13. Porter ME. The Competitive Advantage: Creating and Sustaining Superior Performance. New York: Free Press; 1985.
14. Marmot M, Wilkinson RG; WHO. Social determinants of health: the solid facts. 2. ed. Copenhagen: Word Health Organization (WHO) for Europe; 2003.

Capítulo 3

Epidemiologia Aplicada à Saúde Populacional

Introdução

A epidemiologia e a demografia são disciplinas cada vez mais importantes no estudo e na prática da saúde populacional. Estamos observando o envelhecimento da população, que está cada vez mais diversa também. Além disso, constatamos o processo de urbanização, que por um lado pode oferecer oportunidades de acesso à educação e serviços de saúde, mas por outro lado pode trazer impactos ambientais e sociais.

A pirâmide apresentada na Figura 3.1 mostra que o envelhecimento da população brasileira aumentou entre 2012 e 2022. Essa mudança pode ser observada pela menor porcentagem encontrada em 2022 nos grupos etários mais jovens (base da pirâmide), ao mesmo tempo em que houve aumento nas porcentagens dos grupos de idade que ficam no topo da pirâmide. Durante esse período, houve redução dos percentuais de homens e mulheres em todas as faixas etárias até 34 anos. Por outro lado, houve crescimento em todas as demais faixas etárias acima de 34 anos, para homens e mulheres. A mortalidade dos homens é a maior que a das mulheres em cada grupo etário. Por isso, observando a pirâmide, é possível verificar uma maior concentração de mulheres entre a população idosa. Nos grupos de idade a partir dos 60 anos, o número de mulheres supera bastante o de homens, tendo uma proporção aproximada de 78,8 homens para cada 100 mulheres.[1]

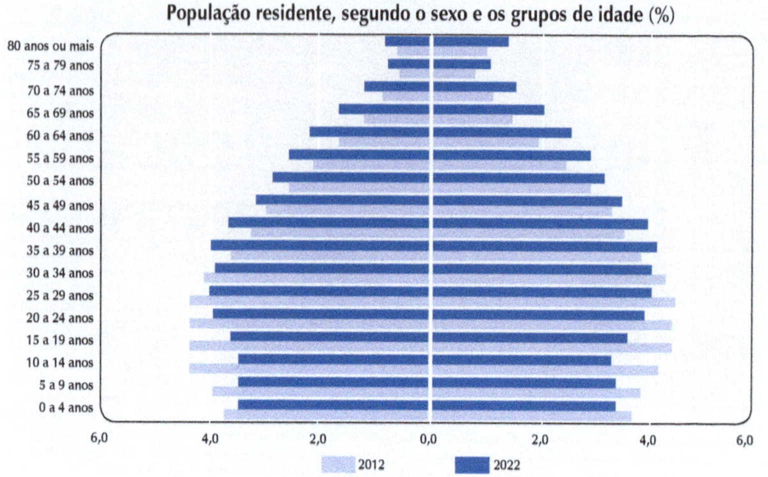

Fonte: Diretoria de Pesquisas, Coordenação de Pesquisas por Amostra de Domicílios, Pesquisa Nacional por Amostra de Domicílios Contínua 2012/2022, IBGE, 2023.[1]

Figura 3.1. **População residente, segundo o sexo e os grupos de idade (%).**

A distribuição da população residente do País por grupos etários mostrou a tendência de queda da proporção de pessoas abaixo de 30 anos de idade: em 2012 essa estimativa era de 47,7%, passando para 42,3% em 2019. Os grupos que compreendiam pessoas de 0 a 17 anos totalizavam 24,2%; os grupos de 18 a 24 anos e de 25 a 29 anos de idade correspondiam, respectivamente, a 10,8% e 7,3% da população residente. A população acima de 30 anos de idade registrou um crescimento em 2019, atingindo 57,7%, estimativa maior que a de 2012 (52,4%). Os grupos de 30 a 39 anos correspondiam a 15,8% da população residente. Já os grupos de 40 a 49 anos, 13,8%, 50 a 59 anos, 12,4% e 60 a 64 anos, 4,9%. A parcela de pessoas com 65 anos ou mais de idade representava 10,8% da população.

Em 1940, a expectativa de vida ao nascer no Brasil era de 45,5 anos. Essa expectativa vem subindo desde então, e chegou a 76,3 anos, em 2018. Enquanto a expectativa de vida dos homens é de 72,8 anos, a das mulheres chega a 79,9 anos.

A pirâmide também permite observar que a população masculina apresentou padrão mais jovem que a feminina: na faixa etária até 24 anos, os homens totalizavam, em 2019, 17,8%, enquanto as mulheres, 17,2%. Por outro lado, a proporção de mulheres era superior à dos homens em todos os grupos de idade a partir dos 25 anos: 34,6% e 30,4%, respectivamente. Constata-se também que, nos grupos de idade a partir dos 80 anos, a proporção de mulheres supera bastante a de homens.[1]

A epidemiologia estuda a distribuição e determinantes de saúde relacionados ao estado e eventos em uma população específica e sua aplicação para o estudo do controle dos problemas de saúde.[2,3]

Podemos destacar três componentes principais da epidemiologia:[2]

- **Epidemiologia descritiva:** descreve a distribuição das condições em saúde e seus fatores de risco.
- **Epidemiologia analítica:** avalia as possíveis causas ou determinantes dessas condições.
- **Epidemiologia experimental:** está relacionada às intervenções para prevenção ou controle das condições em saúde.

Neste contexto, a epidemiologia possui alguns objetivos específicos:[3]

- Identificar a etiologia ou causa de uma doença e os seus fatores de risco.
- Determinar a extensão ou o impacto de uma doença em uma comunidade.
- Estudar a história natural e o prognóstico de uma determinada doença.
- Avaliar as diferentes modalidades de atenção à saúde (preventiva ou terapêutica).
- Oferecer as bases para o desenvolvimento de políticas públicas envolvendo a promoção da saúde e a prevenção de doenças.

A ocorrência das doenças na população é medida basicamente pela incidência e pela prevalência.

A incidência é definida como a taxa em que novos eventos ocorrem em uma população num determinado período de tempo.

Por outro lado, a prevalência se refere a proporção de pessoas que possuem determinado atributo em um certo intervalo de tempo.

A prevalência se refere ao *status*, enquanto a incidência se refere à mudança.[2]

Se, para as doenças infectoparasitárias, é possível identificar uma causa específica e bem definida – um vírus (poliomielite), uma bactéria (tuberculose), um fungo (paraccocidiomicose) ou um parasita (doença de Chagas) –, para o conjunto das doenças crônicas, que incluem as cardiovasculares, renais, hepáticas, respiratórias e cânceres, há situações que aumentam suas chances de desenvolvimento – os assim chamados fatores de risco. Por esse motivo, a identificação de fatores de risco, assim como sua distribuição geográfica e tendência temporal, são de vital importância para o planejamento de prevenção das doenças crônicas.[4]

Estudos populacionais

Estudos de base populacional constituem importante ferramenta para estimar indicadores de condição de saúde, de comportamentos relacionados à saúde, de acesso e uso de serviços de saúde, e de morbidade referida pela população.

Esses inquéritos de saúde são ferramentas essenciais para fornecer informações confiáveis que possibilitam orientar as políticas de saúde para atender às necessidades e expectativas da população, seja nas áreas de assistência, promoção da saúde ou prevenção de doenças.[5,6]

Sistema de Vigilância de Fatores de Risco e Proteção para Doenças Crônicas por Inquérito Telefônico

O Sistema de Vigilância de Fatores de Risco e Proteção para Doenças Crônicas por Inquérito Telefônico (Vigitel) é uma pesquisa de base populacional implantada pelo Ministério da Saúde em 2006.

Essa pesquisa visa monitorar continuamente a frequência e distribuição de fatores de risco e proteção para doenças crônicas nas capitais brasileiras e no Distrito Federal. Os procedimentos de amostragem adotados pelo Vigitel visam obter amostras probabilísticas de adultos residentes em domicílios servidos por pelo menos uma linha telefônica fixa.[7]

Esta pesquisa é realizada anualmente e é uma fonte importante de informações sobre condições crônicas, fatores de risco e aspectos comportamentais, inclusive por meio da análise de curvas históricas desde 2006. O estudo pode ser obtido em todas as suas versões no *site* do Ministério da Saúde. O Vigitel contempla várias condições e fatores de risco, como:

- Tabagismo e fumo passivo.
- Excesso de peso e obesidade.
- Consumo de frutas, hortaliças, feijão, refrigerantes, alimentos ultraprocessados.
- Atividade física e sedentarismo.
- Percepção de estado de saúde.
- Rastreamento de câncer de colo de útero e mamas.
- Hipertensão arterial, diabetes.

Pesquisa Nacional de Saúde

Merece destaque também a Pesquisa Nacional de Saúde (PNS) que visa coletar informações sobre o desempenho do sistema nacional de saúde no que se refere ao acesso e uso dos serviços disponíveis e à continuidade dos cuidados, bem como sobre as condições de saúde da população, a vigilância de doenças crônicas não transmissíveis e os fatores de risco a elas associados.

A PNS tem como objetivo caracterizar a situação de saúde e os estilos de vida da população, bem como a atenção à sua saúde, quanto ao acesso e uso dos serviços, às ações preventivas, à continuidade dos cuidados e ao financiamento da assistência.

Ela foi realizada pela primeira vez em 2013 pelo Ministério da Saúde, em parceria com o Instituto Brasileiro de Geografia e Estatística (IBGE). A segunda edição da PNS, realizada em 2019, possibilitou monitorar indicadores de saúde e examinar os avanços no período e os desafios a serem enfrentados, é o mais abrangente inquérito populacional em saúde realizado no País e conta com duas edições: 2013 e 2019.[6,8,9] Ela inclui a coleta da medida da pressão arterial e material biológico (sangue e urina) em uma subamostra de cerca de 9.000 participantes. Os resultados dos exames laboratoriais da PNS possibilitam monitorar as metas dos Planos de Ação de Enfrentamento das Doenças Crônicas Não Transmissíveis (DCNT).

Um estudo analisou as medidas autorreferidas e laboratoriais de diabetes, doença renal crônica e colesterol elevado a partir da PNS. Constatou que a sensibilidade é baixa, pois as prevalências podem ser mais elevadas que as medidas autorreferidas.[10] Para caracterizar as tendências socioespaciais das doenças crônicas e outros problemas de saúde, dos estilos de vida da população brasileira e da assistência à saúde, no que se refere ao uso dos serviços de saúde, no período de 2013-2019 foi desenvolvido o Painel de Indicadores no *site* da PNS (<www.pns.icict.fiocruz.br>).[6] Neste painel são apresentados indicadores de saúde segundo características demográficas, socioeconômicas e geográficas, sob a forma de tabelas, gráficos e mapas, disponíveis para *download* em diferentes formatos.[6]

A PNS possui os objetivos apresentados na Tabela 3.1.

Tabela 3.1. **Objetivos principais da Pesquisa Nacional de Saúde.**

a	Coletar informações para avaliar o desempenho do sistema nacional de saúde, no que se refere ao acesso e uso dos serviços de saúde e continuidade dos cuidados
b	Estimar a cobertura de plano de saúde, dimensionando a população segurada em cada UF
c	Delinear o perfil de necessidade de saúde, com base na morbidade autorreferida e restrições das atividades habituais
d	Dimensionar a prevalência de deficientes físicos e intelectuais
e	Estabelecer parâmetros consistentes para avaliar a capacidade de resposta do sistema de saúde brasileiro frente às necessidades da população
f	Investigar os estilos de vida da população brasileira em relação aos hábitos de alimentação, tabagismo, consumo de bebidas alcoólicas e prática de atividade física, e os fatores associados aos comportamentos não saudáveis
g	Estimar a cobertura de exames preventivos de câncer de colo de útero e mama
h	Dimensionar a exposição da população brasileira aos acidentes de trânsito e às violências

Continua

Tabela 3.1. Objetivos principais da Pesquisa Nacional de Saúde (*continuação*).

i	Estimar a prevalência das principais doenças crônicas não transmissíveis e as limitações provocadas pelas doenças
j	Investigar a atenção fornecida aos doentes diagnosticados com hipertensão, diabetes e depressão, incluindo acesso a medicamentos, exames complementares de diagnóstico e continuidade nos cuidados
k	Estabelecer os padrões de obesidade da população brasileira e os fatores associados
l	Delinear o perfil lipídico da população brasileira, com bases em exames laboratoriais
m	Dimensionar o acesso ao diagnóstico de alguns agravos crônicos, tais como hipertensão, diabetes, obesidade, hipercolesterolemia, com base na comparação de medidas objetivas (medidas antropométricas, de pressão arterial e exames laboratoriais) e subjetivas (morbidade autorreferida)
n	Dimensionar a necessidade de cuidados para a realização das atividades habituais entre as pessoas idosas
o	Avaliar a atenção materno-infantil em relação ao atendimento pré-natal, assistência ao parto e cuidados preventivos e terapêuticos das crianças com menos de 2 anos de idade
p	Investigar o acesso ao atendimento médico, em diferentes níveis de atenção, em termos do deslocamento geográfico, tempo de espera e dificuldades na obtenção do atendimento, medicamentos, exames complementares de diagnóstico e consultas especializadas
q	Identificar os determinantes que influenciam a estratificação social das condições de saúde, das exposições a fatores de risco à saúde, bem como a capacidade de resposta do sistema de saúde brasileiro

Fonte: Adaptada de Szwarcwald, *et al.*, 2014.[8]

ELSA

Outro estudo relevante é o Estudo Longitudinal de Saúde do Adulto (ELSA-Brasil), que é uma investigação multicêntrica de coorte composta por 15 mil funcionários de seis instituições públicas de ensino superior e pesquisa das regiões Nordeste, Sul e Sudeste do Brasil.

Ela tem o propósito de investigar a incidência e os fatores de risco para doenças crônicas, em particular, as cardiovasculares e o diabetes. Ao contrário dos estudos anteriores, o ELSA-Brasil não utiliza amostra com representatividade nacional, pois o objetivo é garantir ao máximo o seguimento de 15.105 voluntários de seis universidades brasileiras (Universidade de São Paulo; Fundação Oswaldo Cruz, no Rio de Janeiro; e as Universidades Federais de

Minas Gerais, Rio Grande do Sul, Bahia e Espírito Santo), que já realizaram três baterias de exames em 2008-2010, 2012-2014 e 2017-2018.[4] Em cada centro integrante do estudo, os sujeitos da pesquisa – com idade entre 35 e 74 anos – fazem exames e entrevistas nas quais são avaliados aspectos como condições de vida, diferenças sociais, relação com o trabalho, gênero e especificidades da dieta da população brasileira. Esse estudo já trouxe resultados relevantes publicados em revistas médicas nacionais e internacionais. A sua pertinência é poder conhecer aspectos importantes sobre determinadas condições e seus fatores de risco, em um grupo populacional brasileiro. O *site* deste estudo é <http://www.elsa.org.br/oelsabrasil.html>.

Global Burden of Disease

A iniciativa Global Burden of Disease[11] é atualmente o esforço (humano e computacional) mais abrangente em estudos populacionais, epidemiológicos e de saúde que utiliza métodos híbridos, mistos e *big data* aplicados à morbimortalidade das principais doenças, agravos e fatores de risco para a saúde-doença em níveis global, nacional e regional.[12] Essa plataforma inclui 286 causas de morte, 369 doenças e lesões e 87 fatores de risco em 204 países e territórios. Em relação ao Brasil, são apresentados também dados dos estados e do Distrito Federal e algumas informações podem ser obtidas também em português. A plataforma é liderada pelo Institute for Health Metrics and Evaluation (IHME), da Universidade de Washington, dos Estados Unidos, e conta com a colaboração de milhares de pesquisadores em todo o mundo. As informações estão disponíveis no endereço eletrônico <www.healthdata.org>. Além das informações anteriormente mecionadas, traz métricas que estão sendo cada vez mais utilizadas por pesquisadores e tomadores de decisão em saúde, como o DALY (*disability-adjusted life year*) ou anos de vida perdidos ajustados pela incapacidade. Permite comparar diferentes populações e condições em saúde e representa a soma dos anos de vida perdidos (YLL – *years of life lost*) e anos vividos com incapacidade (YLD – *years lived with disability*). Um DALY é equivalente a um ano de vida saudável perdido.

Os profissionais e os gestores das organizações de saúde devem estar atualizados com as informações epidemiológicas da população, com especial atenção para os estudos populacionais. Esses dados são fundamentais para o planejamento e o estabelecimento de prioridades para as ações nos diferentes grupos populacionais.

As intervenções que são realizadas antes da ocorrência das doenças são também conhecidas como prevenção primária. Apesar de não estarem com nenhuma condição mórbida, as pessoas podem estar expostas a fatores de risco cuja presença pode determinar o desenvolvimento de uma doença.[1]

As intervenções em saúde podem ter diferentes impactos no estado de saúde (Tabela 3.2).

Tabela 3.2. Impacto nas medidas do estado de saúde.

	Incidência	*Prevalência*	*Mortalidade*	*Qualidade de vida*
Prevenção primária	↓	↓	↓	—
Detecção precoce	↑	↑	↓	↑
Tratamento clínico	—	↑	↓	↑
Reabilitação	—	—	—	↑
Cuidados paliativos	—	—	—	↑

Fonte: Adaptada de Young, 2005.[2]

Há três estratégias básicas para a prevenção primária:[1]

1. Promoção de comportamentos saudáveis

- Alimentação.
- Atividade física.
- Controle do uso do tabaco, álcool e drogas.
- Planejamento familiar.
- Higiene pessoal.
- Práticas de segurança pessoal.

2. Controle dos riscos ambientais

- Suprimento de água.
- Higiene dos alimentos.
- Qualidade da moradia.
- Segurança no transporte.
- Segurança ocupacional.

3. Aumento da resistência do hospedeiro ou reduzindo a susceptibilidade à doença

- Imunização.
- Aleitamento materno.
- Fluoretação da água.

Promoção da saúde x prevenção de doenças

A distinção entre os conceitos de promoção da saúde e prevenção de riscos e doenças é importante.[13]

De acordo com a Organização Mundial da Saúde, a promoção da saúde é o processo de capacitar as pessoas para aumentar o seu controle sobre sua saúde e seus determinantes, e consequentemente melhorar o seu estado de saúde.

Por outro lado, a prevenção de riscos e doenças seria toda medida tomada antes do surgimento ou agravamento de uma dada condição mórbida, visando afastar a doença do doente ou vice-versa para que essa condição não se manifeste ou ocorra de forma menos grave ou mais branda nos indivíduos ou na coletividade.[13]

Conclusão

A gestão em saúde populacional exige o conhecimento dos princípios da epidemiologia e as suas aplicações práticas. Os estudos populacionais são instrumentos importantes para o planejamento das iniciativas.

As ações em promoção da saúde e prevenção de doenças devem considerar os determinantes sociais de saúde e monitorar os resultados desejados, seja em prevalência ou incidência de doenças ou melhoria da qualidade de vida.

Referências bibliográficas

1. IBGE. Ministério da Economia – Pesquisa Nacional por Amostra de Domicílio. [Internet]. [Acesso em 1 out 2023]. Disponível em: https://educa.ibge.gov.br/jovens/conheca-o-brasil/populacao/18318-piramide-etaria.html.
2. Young TK. Population health: concepts and methods. 2. ed. New York: Oxford University Press; 2005.

3. Celentano DD, Szklo M. Gordis Epidemiology. 6. ed. Philadelphia: Elsevier; 2018.
4. Lotufo, PA. Reduzindo os fatores de risco para as doenças crônicas. In: Ogata AJN (org). Temas Avançados em Qualidade de Vida. 7. vol. Londrina: Midiograf; 2018.
5. Barros MBA. Inquéritos domiciliares de saúde: potencialidades e desafios. Rev Bras Epidemiol. 2008;11(supl 1):6-19.
6. Szwarcwald CL, Stopa SR, Malta DC. Situação das principais doenças crônicas não transmissíveis e dos estilos de vida da população brasileira. Pesquisa Nacional de Saúde, 2013 e 2019. Cad Saúde Pública. 2022;38(Supl.1):e00276021.
7. Brasil. Ministério da Saúde. Secretaria de Vigilância em Saúde. Departamento de Análise em Saúde e Vigilância de Doenças Não Transmissíveis. Vigitel Brasil 2020. Brasília: Ministério da Saúde; 2021.
8. Szwarcwald CL, Malta DC, Pereira CA, Vieira LFP, Conde WL, Souza Junior PRB, et al. Pesquisa Nacional de Saúde no Brasil: concepção e metodologia de aplicação. Ciênc Saúde Coletiva. 2014;19(2):333-341.
9. Malta DC, Machado IE, Pereira CA, Figueiredo AW, Aguiar LK, Almeida WS, et al. Avaliação da função renal na população adulta brasileira, segundo critérios laboratoriais da Pesquisa Nacional de Saúde. Rev Bras Epidemiol. 2019;22(Supl. 2):E190010.
10. Pinheiro PC, Barros MBA, Szwarcwald CL, Machado IE, Malta DC. Diferenças entre medidas autorreferidas e laboratoriais de diabetes, doença renal crônica e hipercolesterolemia. Ciênc Saúde Coletiva. 2021;26(4):1207-1219.
11. Institute for Health Metrics and Evaluation. Global Burden of Disease. [Internet]. [Acesso em 8 fev 2024]. Disponível em: www.healthdata.org.
12. Saldanha RF, Barcellos C, Pedroso MM. Ciência de dados e big data: o que isso significa para estudos populacionais e de saúde. Cad Saúde Coletiva. 2021;29(esp):51-58.
13. Ogata AJN, Malik AM. Saúde populacional. In: Malik AM. Gestão para a competitividade na saúde. São Paulo: Manole; 2022.

Capítulo 4

Saúde Populacional e a Ciência dos Sistemas de Saúde

Introdução

O termo ciência dos sistemas de saúde foi recentemente proposto pela Associação Médica Americana como mais um atributo na prática e ensino médico, além da ciência básica e a ciência clínica (Figura 4.1).[1]

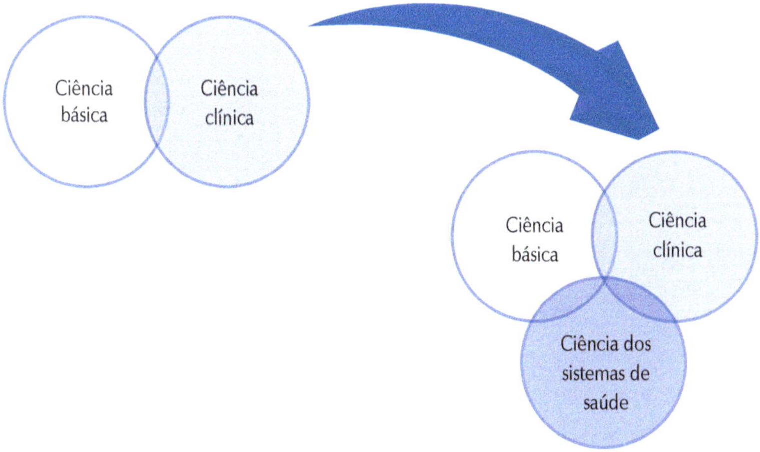

Fonte: Adaptada de Skochelak, *et al.*, 2021.[1]

Figura 4.1. Novo campo de ensino e pesquisa na saúde.

A compreensão de como se processa o cuidado, como os sistemas de saúde funcionam e o impacto para a população é cada vez mais importante. A saúde populacional é um tema transversal que permeia todos esses domínios, além de possibilitar um pensamento sistêmico em que se compreende a interrelação entre as diferentes partes do sistema, que é complexo e dinâmico e o seu comportamento para que se processem modificações efetivas.

Triple Aim

Em 2008, Donald Berwick propôs o modelo Triple Aim (ou Tripla Meta) como um modelo estratégico amplo que envolve a experiência do cuidado, a melhoria da saúde da população, com redução do custo *per capita* da atenção à saúde.[2] Desde então, esse modelo tem sido amplamente adotado em vários países, comprovando a necessidade de uma abordagem integrada e sinérgica.[3]

Os componentes do Triple Aim não são independentes uns dos outros. As mudanças que ocorrem em uma meta podem afetar as outras duas, de maneira positiva ou negativa. Isso exige uma busca no equilíbrio sobre a alocação de recursos, as coberturas oferecidas e os desfechos desejados.

Há inúmeras barreiras para a adoção do Triple Aim como a incorporação de novas tecnologias (muitas delas com impacto limitado), cuidado centrado no médico, pouca adoção de sistemas baseados no conhecimento entre os prestadores de cuidado em saúde e a demanda baseada na disponibilidade de serviços.

Neste contexto, é fundamental a definição da população-alvo a ser acompanhada, e que pode ser segmentada de acordo com o estado de saúde e a definição do integrador que se responsabiliza pelos três componentes do modelo, respondendo pelas necessidades e interesses individuais da população-alvo (que necessitam ou não de cuidado do sistema de saúde) e os custos totais do sistema.[2]

No entanto, os profissionais de saúde têm relatado com frequência crescente sintomas de *burnout* e insatisfação com a atividade. Isso pode levar a menor satisfação do paciente, reduzir os desfechos em saúde e até o aumento dos custos. Consequentemente, foi proposta a expansão da Tripla Meta para um *Quadruple Aim* com a meta de melhorar a qualidade de vida dos profissionais de saúde.[4]

Posteriormente, o conceito evoluiu para se tornar o *Quintuple Aim* incorporando a equidade em saúde como um elemento fundamental para se atingir os objetivos em atenção ao paciente, desfechos e custos (Figura 4.2).[5]

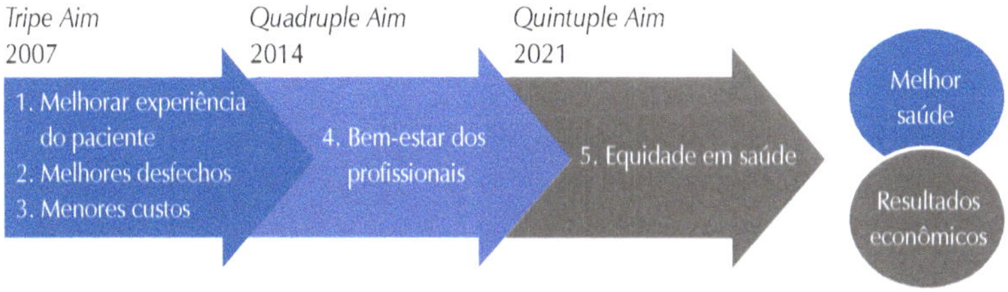

Fonte: Adaptada de Itchhaporia, 2021.[5]

Figura 4.2. Transição para o *Quintuple Aim*.

As barreiras para atingir essas metas incluem a necessidade de melhorar a saúde da população em uma sociedade que tem taxas crescentes de obesidade e diabetes, de disparidades econômicas, de aumento dos custos assistenciais e de profissionais desengajados.[4] Deste modo, é fundamental uma visão sistêmica das questões envolvidas para elaboração de estratégias de abordagem.

Atenção primária à saúde

O conceito de atenção primária tem sido utilizado desde o início do século XX, particularmente no Reino Unido, que contemplou os serviços básicos oferecidos por médicos generalistas que atuariam em rede com os serviços secundários (especialistas) e terciários (hospitais). Essa estrutura serviu como base para a construção do sistema de saúde inglês.

Nesse contexto, é importante contemplar as ações de promoção da saúde, prevenção de doenças e fatores de risco e, depois de instalada a doença, o tratamento adequado dos doentes. O cuidado deve ser feito em rede, com equipes multiprofissionais, tendo o paciente sempre no "radar" do sistema e mantendo-o como o centro do sistema.

Desse modo, a promoção da saúde envolve capacitar a comunidade para atuar na melhoria da qualidade de vida e da saúde, incluindo uma maior participação no controle desse processo (Conferência de Ottawa, 1986). Portanto, é importante considerar as condições em que as pessoas vivem, como elas se relacionam, além dos fatores genéticos e ambientais. Os chamados determinantes sociais de saúde têm sido considerados cada vez mais importantes e devem ser levados em conta nos planejamentos das ações e projetos em saúde.

A Política Nacional de Atenção Básica (PNAB)[6] no Brasil é caracterizada por um conjunto de ações de saúde, no âmbito individual e coletivo, que abrange a promoção e a proteção da saúde, a prevenção de agravos, o diagnóstico, o tratamento, a reabilitação, a redução de danos e a manutenção da saúde. Seu objetivo principal é desenvolver uma atenção integral que impacte na situação de saúde e autonomia das pessoas, e nos determinantes e condicionantes de saúde das coletividades, mediante o exercício de práticas de cuidado e gestão participativas, sob forma de trabalho em equipe, dirigidas a populações de territórios definidos, pelas quais assume a responsabilidade sanitária, considerando a dinamicidade existente no território em que vivem essas populações. A PNAB se baseia em tecnologias de cuidado complexas e variadas que devem auxiliar no manejo das demandas e necessidades de saúde de maior frequência e relevância em seu território, observando critérios de risco, vulnerabilidade, resiliência e o imperativo ético de que toda demanda, necessidade de saúde ou sofrimento devem ser acolhidos. É desenvolvida com descentralização e capilaridade, de forma a estar próxima da vida das pessoas, devendo ser o contato preferencial dos usuários, a principal porta de entrada e centro de comunicação com a rede de atenção à saúde do Sistema Único de Saúde (SUS). Orienta-se, ainda, pelos princípios da universalidade, da acessibilidade, do vínculo, da continuidade do cuidado, da integralidade da atenção, da responsabilização, da humanização, da equidade e da participação social.

O envelhecimento da população, o aumento da prevalência de doenças crônicas não transmissíveis e os custos crescentes da atenção à saúde têm exigido a mudança da organização do sistema de saúde no mundo todo, de sistemas fragmentados, voltados para a atenção às condições agudas, para sistemas integrados, dirigidos para a atenção às condições agudas e crônicas e coordenados em redes.[7]

Ao longo do tempo, a atenção primária à saúde (APS) passou a ser considerada um componente-chave dos sistemas de saúde, pois traz impactos efetivos, com melhores indicadores de saúde, maior eficiência no fluxo dos usuários dentro do sistema, tratamento mais efetivo de condições crônicas, maior eficiência do cuidado, maior utilização de práticas preventivas e maior satisfação dos usuários.

A APS se caracteriza por garantir acesso facilitado aos cuidados de saúde de menor complexidade, constituindo a principal porta de entrada no sistema de saúde. Ela deve fazer, também, a coordenação do cuidado em saúde, o que pressupõe o paciente ser tratado em quaisquer de suas condições de saúde, garantindo-se encaminhamento a serviços de maior complexidade quando necessário, porém mantendo o médico e as equipes da APS como os principais responsáveis.

Um sistema de saúde baseado na APS está fundamentado em um conjunto de elementos estruturais e funcionais essenciais que presta atenção integral, integrada e apropriada ao longo do tempo, com ênfase na promoção e prevenção, e que garanta o primeiro contato do usuário com o sistema.[7]

Ele emprega práticas efetivas de organização e gestão em todos os níveis do sistema para garantir qualidade, eficiência e efetividade e desenvolve mecanismos ativos para maximizar a participação.

Nesse contexto, a APS tem assumido uma importância cada vez maior como um conjunto de valores e princípios e pela presença de elementos estruturantes (atributos) que organizam o sistema de saúde como um todo. Eles foram definidos pela Professora Barbara Starfield e a sua operacionalização tem sido adotada em vários países, inclusive no Brasil.[8,9] De acordo com essa autora, temos os quatro atributos essenciais dos serviços de APS:

1. **Acesso de primeiro contato do indivíduo com o sistema de saúde:** acessibilidade e utilização do serviço de saúde como fonte de cuidado a cada novo problema ou novo epi-

sódio de um mesmo problema de saúde, com exceção das verdadeiras emergências e urgências médicas. Trata-se do conceito de "porta de entrada" do sistema. Pode ser medido pela facilidade com que o paciente consegue um encontro com sua equipe e seu médico de referência. Além disso, está relacionado a diferentes formas de acesso (presencial, telefone, e-mail) e diversidade de horários disponíveis. É o atributo essencial frequentemente listado como mais importante.

2. **Longitudinalidade:** existência de uma fonte continuada de atenção, assim como sua utilização ao longo do tempo. A relação entre a população e sua fonte de atenção deve se refletir em uma relação interpessoal intensa que expresse a confiança mútua entre os usuários e os profissionais de saúde. Isto quer dizer cuidado ao longo do tempo, passando por todas as fases do ciclo de vida. A satisfação do usuário, bem como o vínculo, estão relacionados a esse atributo.
3. **Integralidade:** leque de serviços disponíveis e prestados pelo serviço de atenção primária. Ações que o serviço de saúde deve oferecer para que os usuários recebam atenção integral, tanto do ponto de vista do caráter biopsicossocial do processo saúde-doença, como ações de promoção, prevenção, cura e reabilitação adequadas ao contexto da APS, mesmo que algumas ações não possam ser oferecidas dentro das unidades de APS. Incluem os encaminhamentos para especialidades médicas focais, hospitais, entre outros. A integralidade vista de maneira assim mais ampla indica que ela representa um atributo a ser medido por meio da carteira de serviços disponível em dada unidade. Porém, não precisam ser realizados por um único profissional, mas por uma equipe no mesmo local de trabalho.
4. **Coordenação da atenção:** pressupõe alguma forma de continuidade, seja por parte do atendimento pelo mesmo profissional, seja por meio de prontuários médicos, ou ambos, além do reconhecimento de problemas abordados em outros serviços e a integração desse cuidado no cuidado global do paciente. O provedor de atenção primária deve ser capaz de integrar todo cuidado que o paciente recebe através da coordenação entre os serviços.

A coordenação do cuidado está relacionada à atitude de referenciar (encaminhar) os pacientes a outros pontos de atendimento. Mas no caso da APS se mantém o vínculo com as pessoas, mesmo nas emergências ou em casos mais graves, tanto para cuidar dos outros problemas, quanto para continuar exercendo a coordenação do cuidado. Além disso, não se pode perder um paciente de vista quando este é encaminhado para a realização de exames ou a avaliação de um especialista.

Starfield descreveu, ainda, atributos derivados que são importantes, embora não essenciais. São eles: foco na família, abordagem comunitária e competência cultural.[6,9]

Esses atributos podem ser avaliados separadamente, apesar de se apresentarem intimamente interrelacionados na prática assistencial, individual ou coletiva, dos serviços de APS. Assim, um serviço de atenção básica dirigido à população geral pode ser considerado provedor de atenção primária quando apresentam os quatro atributos essenciais, aumentando seu poder de interação com os indivíduos e com a comunidade ao apresentar também os atributos derivados.

Quando um serviço de saúde é fortemente orientado para o alcance da maior presença desses atributos ele se torna capaz de prover atenção integral, do ponto de vista biopsicossocial, a sua comunidade adstrita. A identificação rigorosa da presença e extensão dos atributos citados é fundamental para definir um serviço como realmente orientado para a atenção primária à saúde.

Importante ressaltar que a atenção primária à saúde não deve ser entendida apenas como uma cesta restrita de serviços (como consultas simples, curativos, pré-natal etc.), ou como o primeiro nível ambulatorial de um sistema descoordenado, mas sim como uma estratégia bem definida em termos de princípios, tais como acesso e cuidado centrado na pessoa.

Nem sempre essa percepção, da APS como ordenadora do cuidado, é percebida como valor pelas pessoas (usuários), pelos gestores e até mesmo pelos profissionais de saúde. Em muitas situações se valoriza o acesso direto a especialistas e a exames sofisticados em hospitais e laboratórios de renome.

Na APS deve ter a presença de diferentes formações profissionais, assim como um alto grau de articulação entre os profissionais, de forma que não só as ações sejam compartilhadas, mas também tenha lugar um processo interdisciplinar no qual progressivamente os núcleos de competência profissionais específicos vão enriquecendo o campo comum de competências, ampliando, assim, a capacidade de cuidado de toda a equipe. Isso exige um tipo de organização de serviços que pressupõe o deslocamento do processo de trabalho centrado em procedimentos profissionais para um processo centrado no usuário, em que o cuidado do usuário é o imperativo ético-político que organiza a intervenção técnico-científica.

A implantação de uma APS deve considerar as condições epidemiológicas da população adstrita atendida, inclusive no que se refere à distribuição etária, as condições sanitárias da região, os fatores de risco e proteção para doenças crônicas não transmissíveis e os recursos da atenção secundária e terciária disponíveis. A APS não é um mero ambulatório médico e não pode ser uma "ilha", sem conexão com a rede assistencial. Além disso, deve buscar reduzir, ao máximo, a rotatividade dos profissionais propiciando que se crie um vínculo com os usuários e um cuidado continuado.

O atendimento deve buscar resolver as chamadas "condições sensíveis à atenção primária" que devem ser identificadas e assim, reduzir as internações, as consultas nas emergências, como tem sido demonstrado em estudos nacionais e internacionais.[10]

Serviços com foco na APS devem se organizar para assumir uma função essencial de acolher, escutar e oferecer uma resposta positiva, ser capaz de resolver a grande maioria dos problemas de saúde da população e/ou de minorar seus danos e sofrimentos, ou ainda se responsabilizar pela resposta, ainda que esta seja ofertada em outros pontos de atenção da rede.

A proximidade e a capacidade de acolhimento, vinculação, responsabilização e resolutividade são fundamentais para a efetivação da atenção básica como contato e porta de entrada preferencial da rede de atenção. Neles, os usuários devem estar adscritos, ou seja, mantendo relações de vínculo e responsabilização por parte das equipes de saúde, de forma a garantir continuidade das ações de saúde e a longitudinalidade do cuidado.[9]

Barbara Starfield[8,9] propôs quatro aspectos importantes relacionados à qualidade nos serviços:

- **A capacidade dos recursos:** que engloba toda a infraestrutura do serviço e a equipe que nele atua, sem as quais a população não pode ser atendida.
- **A prestação de serviços:** que tem a ver com o portfólio de quantas e quais condições de saúde são atendidas e tratadas nos serviços, além do quanto isso estaria adequado às necessidades da comunidade.
- **O desempenho clínico:** que diz respeito à adesão dos profissionais de saúde às condutas e boas práticas, de conformidade com evidências científicas ou, em outras palavras, se cumprem seu papel técnico para que o paciente se beneficie de seu trabalho.
- **O estado de saúde da população:** que significa o quanto os serviços prestados estão surtindo efeito na clientela, por exemplo, se os diabéticos estão controlando sua glicemia e se a prevalência dessa doença tem caído ao longo do tempo naquela comunidade – e, por isso, esse último aspecto é também entendido como resultado da ação.

Modelo de Cuidados Crônicos

O Modelo de Cuidados Crônicos (CCM) foi inicialmente descrito em 1988 e tem sido amplamente adotado.[11] Wagner propôs um modelo que substituísse o consultório médico por uma estrutura multiprofissional que atua em colaboração com o paciente no seu cuidado e não leva em consideração somente os indicadores clínicos para a organização do sistema.[11]

O modelo é composto de seis elementos, subdivididos em dois grandes campos:

- Sistema de atenção à saúde e a comunidade. As mudanças devem ser feitas na organização da atenção à saúde, no desenho do sistema de prestação de serviços, no suporte às decisões nos sistemas de informação clínica e no autocuidado apoiado.
- Na comunidade as mudanças estão centradas na articulação dos serviços de saúde com os recursos da comunidade.

Deste modo, constituem as variáveis-chave do modelo CCM:[11,12]

1. **Organização da atenção à saúde**
    - A atenção às condições crônicas é parte do plano estratégico da organização e tem apoio da liderança.

- A atenção às condições crônicas é parte dos programas de qualidade da organização.

2. **Desenho do sistema de prestação de serviços**
   - Trabalho em equipe multidisciplinar com tarefas claramente definidas.
   - Novas formas de atenção: atendimento em grupo, atendimento à distância, grupo de pares.
   - Incremento do atendimento programado.
   - Trabalho conjunto de especialistas e profissionais da atenção primária.
3. **Sistema de informação clínica**
   - Prontuário eletrônico capaz de fazer o registro das pessoas por condições de saúde e por estratos de risco.
   - Prontuário eletrônico capaz de prover lembretes e alertas e dar *feedbacks* para os profissionais e para as pessoas.
4. **Suporte à decisão**
   - Utilização rotineira de diretrizes clínicas baseadas em evidências.
   - Sistema regular de educação permanente dos profissionais.
   - Sistema regular de educação em saúde das pessoas usuárias, com base em teorias do campo da psicologia.
5. **Autocuidado apoiado**
   - Utilização rotineira de instrumentos de autocuidado apoiado construídos com base em evidências da sua efetividade.
   - Plano de autocuidado elaborado e monitorado conjuntamente pelos profissionais e pelas pessoas usuárias.
   - Monitoramento regular das metas de autocuidado.
6. **Recursos da comunidade**
   - Ligação estreita entre os serviços de saúde e as organizações comunitárias para prover recursos complementares.

Esses seis elementos apresentam interrelações que permitem desenvolver pessoas usuárias informadas e ativas e equipe de saúde preparada e proativa para produzir melhores resultados sanitários e funcionais para a população.[11]

Estudo que avaliou algumas práticas que foram desenhadas contemplando os seis elementos do CCM demonstrou a melhora da qualidade do cuidado e os desfechos em várias condições crônicas.[12] Sabe-se que um fator crítico para a ocorrência de morte prematura por condições crônicas é o comportamento do paciente.

Dos seis elementos do CCM, o grau que o paciente é informado e ativo é muito importante para melhorar os desfechos em saúde. Pacientes informados e ativados têm maior chance de adotar as estratégias de autocuidado e incorporar comportamentos saudáveis.

No entanto, ainda se observa o cuidado fragmentado, com atuação isolada de profissionais, sem necessariamente adotar abordagens baseadas em evidências científicas, com consequente efeitos nos desfechos em saúde e elevação dos custos assistenciais.

Nesse contexto, não é raro culpar os atores do sistema (hospitais, planos de saúde, médicos, indústria farmacêutica, governo) pelos resultados obtidos e não se conseguir melhorar os desfechos. Duas publicações seminais do Institute of Medicine (IOM), denominadas *To Err is Human*[13] e *Crossing the Quality Chasm*,[14] demonstraram o impacto nos desfechos clínicos e os danos para a saúde do paciente e a importância da abordagem integrada. Essa organização propôs que a qualidade da atenção deve envolver seis dimensões:

- Segura.
- Em tempo oportuno.
- Efetiva.
- Eficiente.
- Equitativa.
- Centrada no paciente.[14]

Quando o sistema atende a essas dimensões tem maiores possibilidades de responder às necessidades dos pacientes, pois eles experimentarão um cuidado que é mais seguro, mais confiável, mais responsivo às suas necessidades, mais integrado e mais acessível, e poderão também receber um conjunto de serviços de prevenção, de cuidados às condições agudas e crônicas.[14]

Valor em saúde

As dimensões da qualidade em saúde que estão intimamente relacionadas ao Triple Aim, também estão em sintonia com o conceito de *value based healthcare* (VBHC) ou valor em saúde, que pode ser expresso pela qualidade do cuidado (soma dos desfechos, segurança e serviços) dividido pelo custo da assistência ao longo do tempo (Figura 4.3).[15] Os desfechos podem incluir taxas de mortalidade, complicações, estado funcional e produtividade. A segurança pode incluir métricas, como taxas de infecção, quedas e erros de medicação. Os serviços podem incluir a satisfação do paciente, tempo de fila e acesso.[1] No denominador, os custos podem ser considerados em relação a episódios, internações ou a um determinado período do tempo. No entanto, sugere-se que se busque ter os custos totais gastos por paciente ao longo do tratamento de uma condição, ou seja, evitando-se restringir a prazos curtos que podem "mascarar" a situação observada na jornada do paciente.

$$\text{VALOR} = \frac{\begin{array}{c}\text{Qualidade}\\ \text{(Desfechos + Segurança + Serviços)}\end{array}}{\text{Custo total}}$$

Fonte: Adaptada de Skochelak, *et al.*, 2021.[1]

Figura 4.3. Equação de valor.

Apesar de terem se passado duas décadas da publicação original de Michael Porter, a transição do modelo tradicional de remuneração de *fee-for-service* para um modelo baseado em valor ainda é incipiente e enfrenta muitos desafios pela sua complexidade. Esse modelo exige o monitoramento de resultados em qualidade, segurança e experiência do paciente, em diferentes grupos populacionais, exigindo reorganização do sistema e adoção de sistema de processamento e análise de dados complexos.

Desde que valor depende dos resultados e não de procedimentos, na atenção à saúde o valor é medido pelos desfechos atingidos e não pelo volume de serviços realizados. Da mesma maneira, o valor não é medido pelo processo de atenção à saúde utilizado. As medidas de processo e melhoria são táticas importantes, mas não substituem as medidas de desfecho e custos.[15]

A baixa adesão a modelos baseados em valor pode estar associada a alguns pontos relevantes, em que se destacam o uso excessivo de recursos (*overuse*) ou o seu uso inadequado (*misuse*). Um exemplo é a realização de exames sofisticados de imagem (como ressonância nuclear magnética ou tomografia computadorizada) para condições simples como dores lombares. Outro ponto relevante é o uso insuficiente de recursos (*underuse*), por exemplo quando exames de rastreamento de câncer ou fatores de risco para condições crônicas não são realizados. Finalmente, o diagnóstico de condições que podem não se tornar sintomáticas ao longo do curso da vida (*overdiagnosis*) também devem ser considerados.[16]

Gestão em saúde populacional e pirâmide de risco

O Institute for Healthcare Improvement (IHI) define a gestão em saúde populacional como o cuidado e a remuneração para os serviços de saúde oferecidos a uma população adstrita e bem definida.[17] Isso envolve o desenho, a coordenação, a entrega e o pagamento de serviços de alta qualidade para o atingimento da Tripla Meta. Um passo importante é a estratificação ou segmentação da população com base nos níveis de risco para desfechos piores de saúde. Nesse contexto, é importante considerar-se o modelo da pirâmide de risco, inicialmente proposto pela operadora de saúde americana *Kaiser Permanente*, mas que foi estudada e adotada em todo o mundo.[12] Em tese, uma população portadora de uma condição crônica pode ser estratificada por níveis de complexidade: 70% a 80% estão no nível 1 e são pessoas que apresentam condição simples; 20% a 30% estão no nível 2 e são pessoas que apresentam condição complexa; e, finalmente, 1% a 5% estão no nível 3 e são pessoas que apresentam condição altamente complexa (Figura 4.4).

A estratificação contribui para a coordenação do cuidado, de modo que ela seja oferecida de maneira segura, continuada, à medida que o paciente se move de um nível para outro.

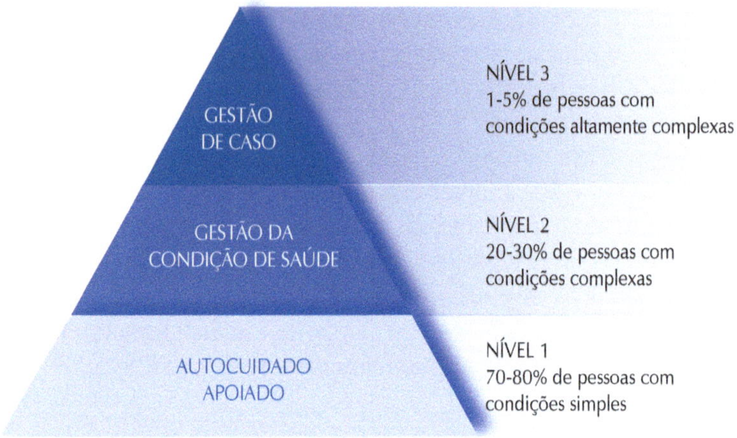

Fonte: Adaptada de Mendes EV, 2012.[12]

Figura 4.4. Pirâmide de risco.

Avaliação da gestão em saúde populacional

A avaliação da gestão em saúde populacional tem utilizado o modelo proposto por Avedis Donabedian[18] que destaca três componentes (estrutura, processo e desfecho) que ajudam a estruturar a análise e o acompanhamento nos serviços de saúde. Citamos alguns exemplos de tópicos que podem fazer parte de cada componente:[1]

1. **Estrutura**
   - Instalações.
   - Materiais.
   - Equipamentos.
   - Recursos humanos.
2. **Processo**
   - Promoção da saúde.
   - Prevenção de doenças.
   - Diagnóstico de condições crônicas e agudas.
   - Tratamentos e reabilitação.
3. **Resultado (desfecho)**
   - Cura e sobrevivência.
   - Eficiência.
   - Restabelecimento de condições agudas.
   - Complicações.

Coordenação do cuidado e condições crônicas

A coordenação do cuidado é muito relevante na atenção à saúde, envolvendo a referência e contrarreferência entre generalistas e especialistas, em que o cuidado não ocorre em silos e tem a participação efetiva da equipe multiprofissional.[12] Esse é um desafio pela crescente especialização da medicina e o aumento no número de profissionais de saúde envolvidos no cuidado, mas com comunicação, troca de informações e modelos de remuneração fragmentados.[19] Potencialmente, pode haver duplicação de exames, problemas de interação medicamentosa, dificuldades com o sistema de saúde com consequente impacto nos desfechos para o paciente.[1]

O modelo da coordenação do cuidado envolve quatro elementos centrais:

- Responsabilidade de cada ator do sistema.
- Apoio ao paciente.
- Relações entre a atenção primária e secundária.
- Comunicação e conectividade por meio de sistemas de tecnologia e informação.[11]

De acordo com McEnvoy[20] (2014) há pelo menos seis boas razões pelas quais é importante estudar e abordar as condições crônicas na gestão em saúde populacional:

- Traz riscos substanciais para a vida dos pacientes, para os sistemas de saúde, para a atenção social e também para o bem-estar econômico dos países.
- É responsável por mais de 80% da atividade dos médicos generalistas e está substituindo o cuidado das condições agudas como atividade central na prática clínica.
- Os médicos generalistas e de família são considerados os únicos capazes de oferecer uma resposta ampla e coerente às necessidades das pessoas com condições crônicas.
- Trata-se de um tópico cada vez mais relevante na agenda da saúde e vai afetar a prática médica como um todo.
- Uma correta compreensão das condições crônicas é essencial para dar sentido ao que se faz na prática clínica e no aprendizado obtido nos treinamentos.
- As condições crônicas são muito diversas e variadas e pode incluir qualquer disciplina médica, mas ainda não é ensinada ou praticada como uma disciplina integrada.

Além disso, é muito importante buscar a segurança na atenção à saúde. O avanço tecnológico ocorre rapidamente no campo da saúde e há o grande desafio de se evitar erros que possam comprometer o bem-estar das pessoas.

A segurança do paciente seria a redução dos danos associados a atenção à saúde ao mínimo aceitável.[21]

De acordo com Reason,[22] os erros são circunstâncias e podem estar associados a erros individuais ou no sistema. Ele realizou uma análise de tais erros e concluiu que a maioria dos acidentes ocorreu como resultado de múltiplos pequenos erros em uma organização com falhas no sistema e não de erros individuais de profissionais. Ele descreveu o modelo como sendo de um "queijo suíço", em que reconhece que os erros são inevitáveis, mas cada etapa no processo de cuidado pode servir como uma barreira defensiva para identificar e corrigir o erro antes que ele prejudique o paciente. De maneira ideal, os erros podem ser prevenidos por meio da aplicação de defesas múltiplas e melhoria dos processos ("camadas adicionais e furos menores no queijo") buscando evitar que o dano atinja o paciente. Certamente, todos devem buscar caminhos para prevenir os danos aos pacientes nos níveis individual e sistêmico. Eles devem envolver o reconhecimento que as pessoas falham, o estabelecimento de avaliação rotineira de erros, a padronização na comunicação e a criação de uma cultura de vigilância e segurança.[1]

Conclusão

Conclui-se que a ciência dos sistemas de saúde envolve conhecimentos que devem permear toda a prática médica e não apenas os gestores ou lideranças dos sistemas de saúde. Ela deve fazer parte da formação profissional, assim como a sua interrelação com a saúde populacional.

Referências bibliográficas

1. Skochelak SE, Hammoud MM, Lomis KD, et al. Health Systems Science. 2. ed. Philadelphia: Elsevier; 2021.
2. Berwick DM, Nolan TW, Whittington J. The Triple Aim: care, health, and cost. Health Aff (Millwood). 2008;27(3):759-769.

3. Whittington JW, Nolan K, Lewis N, Torres T. Pursuing the Triple Aim: the first 7 years. Milbank Q. 2015;93(2):263-300.
4. Bodenheimer T, Sinsky C. From triple to quadruple aim: care of the patient requires care of the provider. Ann Family Med. 2014;12(6)573-576.
5. Itchhaporia D. The evolution of the Quintuple Aim. Health equity, health outcomes, and the economy. J Am Coll Cardiol. 2021;78(22)2262-2264.
6. Brasil, Ministério da Saúde. Secretaria de Atenção à Saúde. Departamento de Atenção Básica. Política Nacional de Atenção Básica. Brasília: Ministério da Saúde; 2012.
7. Mendes EV. Redes de atenção à saúde – uma mudança na organização e na gestão dos sistemas de atenção à saúde. In: Vecina Neto G, Malik AM. Gestão em Saúde. 2. ed. Rio de Janeiro: Guanabara Koogan; 2016.
8. Starfield B. Measuring the attainment of primary care. J Med Educ. 1979;54(5):361-369.
9. Starfield, B. Primary Care: concept, evaluation and policy. New York: Oxford University Press; 1992.
10. Brasil. Ministério da Saúde. Portaria 221, de 17 de abril de 2008. Lista Brasileira de Internações por condições sensíveis a atenção primária. [Internet]. [Acesso em 10 set 2023]. Disponível em: https://bvsms.saude.gov.br/bvs/saudelegis/sas/2008/prt0221_17_04_2008.html.
11. Wagner EH. Chronic disease management: what will take to improve care for chronic illness? Effect Clin Pract. 1998;1(1):2-4.
12. Mendes EV. O cuidado das condições crônicas na atenção primária à saúde. O imperativo da consolidação da estratégia da saúde da família. Brasília: Organização Panamericana da Saúde; 2012.
13. Institute of Medicine (US) Committee on Quality of Health Care in America. To Err is Human: Building a Safer Health System. Kohn LT, Corrigan JM, Donaldson MS, editors. Washington (DC): National Academies Press (US); 2000.
14. Institute of Medicine. Crossing the Quality Chasm: A New Health System for the 21st Century. Available at https://www.nap.edu/catalog/10027/crossing-the-quality-chasm-a-new-health-system-for-the2001.

15. Porter ME: What is value in health care. N Engl J Med. 2010;363(26):2477-2481.
16. Berwick DM, Hackbarth AD. Eliminating waste in US health care. JAMA. 2012;307(14):1513-1516.
17. Lewis N. Populations, population health, and the evolution of population management. making sense of the terminology in US health care today. Institute for Healthcare Improvement; 2014. [Internet]. [Acesso em 17 nov 2021]. Disponível em: http://www.ihi.org/communities/blogs/_layouts/ihi/community/blog/itemview.aspx?List=81ca4a47-4ccd-4e9e-89d9-14d88ec59e8d&ID=502014.
18. Donabedian A. Evaluating the quality of medical care. Milbank Q. 2005;83(4):691-729.
19. The Commonwealth Fund. Reducing care fragmentation. [Internet]. Disponível em: http://improvingchroniccare.org.
20. McEvoy PJ. Chronic disease management. A new paradigm for care. London: CRC Press; 2014.
21. World Health Organization. Patient Safety Curriculum Guide. Multi Professional Edition. World Health Organization; 2011. Disponível em: http://apps.who.int/iris/bitstream/10665/44641/1/9789241501958_eng.pdf.
22. Reason J. Human error: models and management. BMJ. 2000; 320(7237):768-770.

Capítulo 5

Saúde Populacional no Ambiente de Trabalho

Introdução

Em geral, muitos empregadores investiam em programas de promoção de saúde somente com o intuito de reduzir os custos de assistência médica, melhorar a produtividade e melhorar a sua imagem.[1]

A abordagem somente focando a redução de custos de assistência médica ou melhorias de absenteísmo são importantes se a visibilidade externa ou validação interna de seus programas é uma das metas de curto ou de longo prazo da organização ou se fazem parte das prioridades da pessoa que aprova o programa.[2]

No entanto, cada vez mais as organizações têm incluído a saúde dos trabalhadores e seus familiares na sua estratégia, em uma abordagem mais ampla, com indicadores que possam ser acompanhados por diferentes *stakeholders*. Nesse caso, a saúde e o bem-estar dos trabalhadores passam a ser fatores estratégicos, estando incorporados ao planejamento da organização e contando com forte apoio da liderança.

Em outras situações as organizações promovem atividades que se agrupam nos chamados programas de qualidade de vida. Sabe-se que esse termo tem sido utilizado com muitos sentidos, mas ele tem que estar bem claro quando for aplicado para o campo da saúde.

De acordo com a Organização Mundial da Saúde (OMS), qualidade de vida é:

> "a percepção do indivíduo de sua posição na vida, no contexto da cultura e sistema de valores em que vive e em relação às suas expectativas, seus padrões e suas preocupações".[3]

Portanto, o conceito envolve um caráter individual, subjetivo e multidimensional, com vários domínios como o físico, emocional, social, ocupacional, intelectual e espiritual. Deste modo, uma boa percepção de qualidade de vida não depende unicamente de ações e programas nas empresas, mas é o resultado de uma complexa interação entre fatores como expectativas, crenças, valores e relações sociais dos indivíduos e sua interação com o meio ambiente.[4] Conclui-se que os termos programa de qualidade de vida e programa de promoção da saúde não podem ser utilizados como sinônimos ou de maneira intercambiável.

Outro conceito utilizado nas disciplinas de recursos humanos é o de qualidade de vida no trabalho (QVT) que seria:

> "o conjunto dinâmico de condições de vida que preservam e desenvolvem o ser humano em suas múltiplas e sistêmicas dimensões no exercício do seu trabalho".[5]

Portanto, está relacionada às ações administrativas no âmbito de recursos humanos e seria a capacidade de administrar o conjunto das ações, incluindo o diagnóstico, implantação de melhorias e inovações gerenciais, tecnológicas e estruturais no ambiente de trabalho, alinhado e construído na cultura organizacional, com valores e prioridades para o bem-estar das pessoas e das organizações.[6]

O conhecimento dos conceitos supracitados é importante para a definição do programa a ser construído e o planejamento das atividades propostas, assim com os indicadores a serem monitorados.

O ânimo dos trabalhadores pode ser negativamente impactado caso os programas sejam projetados sem respeito às suas necessidades e interesses, sem sua participação no processo de desenvolvimento ou sem respeito pela sua privacidade. Tampouco o programa mais bem desenhado é efetivo em uma organização tóxica, sem uma cultura de saúde, o que explica os resultados limitados em iniciativas oferecidas de maneira isolada e fragmentada.[7]

Muitas abordagens são focadas no estilo de vida dos trabalhadores e suas famílias. O estilo de vida é definido como:

> "o conjunto de ações cotidianas que reflete as atitudes, os valores e as oportunidades na vida das pessoas e que estão associadas à percepção de qualidade de vida".[7]

Manter a força de trabalho saudável tem sido apontada como a razão mais frequentemente citada pelas lideranças para o desenvolvimento de programas de promoção da saúde.

A saúde populacional constitui-se em uma abordagem cada vez mais utilizada e a gestão dos programas reconhece que a melhoria se inicia no nível individual, se agrega e aprimora no nível populacional e tem o suporte no nível ambiental. O uso de abordagem integrativa e robusta pode oferecer as bases para os componentes individuais e contribuir para a melhoria da saúde da população. A replicação das melhores práticas em uma escala maior pode melhorar o estado de saúde de mais gente e aumentar o nível de qualidade de vida e o desempenho dos indivíduos no trabalho e em casa.[8]

Uma reflexão interessante é apresentada por O'Donnell que faz uma analogia quando a única justificativa para o investimento nos programas de saúde no ambiente de trabalho é focada no controle dos custos em assistência médica. Seria como a economia de eletricidade poder justificar o custo da utilização de uma nova lâmpada com eficiência energética. No entanto, um programa de saúde que contribui apenas para a redução de custos pode sofrer o mesmo destino de uma lâmpada. Quando deixar de funcionar ou surgir uma alternativa, será descartado.[1]

Os programas de promoção de saúde e bem-estar exigem investimentos e tempo para sua implantação, e muitos empregadores hesitam, ao avaliar os custos e os benefícios relacionados a essas iniciativas.[9]

A maioria dos adultos passa a maior parte do seu tempo no ambiente de trabalho. Deste modo, esse espaço é importante para contribuir para melhorar o estado de saúde dos trabalhadores, por meio do controle de fatores de risco, promoção de fatores de proteção contra as condições crônicas e para promover a melhora do estado de bem-estar.[2]

Estudo com amostra de 135.219 trabalhadores nos Estados Unidos, publicado em 2020, atualizou os principais fatores de risco modificáveis para condições crônicas e seu impacto nos custos assistenciais. Constatou-se que as despesas com planos de saúde são significativamente maiores em empregados com maiores riscos para diabetes, obesidade, estresse e depressão. Deste modo, considerando-se a relevância da abordagem dos fatores de risco para DCNT e o seu impacto na morbimortalidade dos trabalhadores, na produtividade e nos custos assistenciais, é importante que as empresas brasileiras priorizem ações nesse campo.[10]

Modelos lógicos para os programas de saúde na empresa

Os programas de saúde populacional no ambiente de trabalho se arranjam em um modelo lógico, o qual integra os esforços realizados na organização para alinhar os cuidados em saúde e bem-estar com os desfechos organizacionais desejados (Figura 5.1).[11] A presença de elementos que constituem a cultura de saúde permite que se promova o estímulo ao autocuidado do trabalhador, a melhor gestão dos recursos assistenciais disponíveis e se consiga uma melhor reputação da marca. Em consequência, há uma melhor moral do trabalhador, atração e retenção de talentos que redundam em maior produtividade e inovação na organização. Pode ocorrer uma redução nos custos operacionais relacionados aos recursos humanos e um melhor desempenho do negócio.[12] Finalmente, teremos trabalhadores mais saudáveis, menores custos em assistência médica e a valorização da organização.

Muitas empresas investem em ações isoladas, contratando prestadores de serviços para determinadas atividades, sem buscar a construção de uma cultura de saúde que contemple os seus elementos básicos (Figura 5.1):

- ❑ Compromisso e suporte da liderança.
- ❑ Comunicação estratégica.

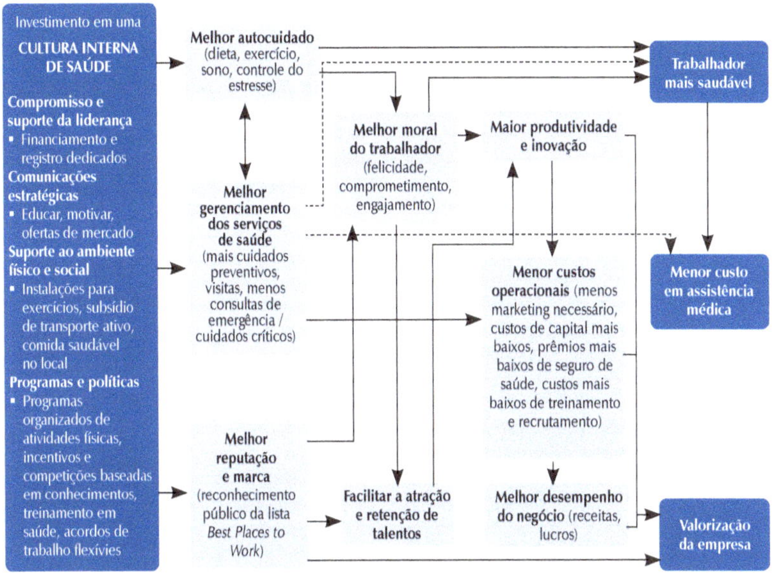

Fonte: Adaptada de Kent KB, *et al.*, 2018.[11]

Figura 5.1. **Conexões lógicas entre as iniciativas da empresa para a promoção da saúde e o bem-estar e os desfechos corporativos desejados.**

- ❑ Suporte para a construção de um ambiente físico e social saudável.
- ❑ Estabelecimento de políticas e programas de promoção de saúde.

Há, cada vez mais, o reconhecimento da influência dos determinantes sociais de saúde sobre os resultados dos programas nas empresas. Recentemente, Glorian Sorensen, da escola de saúde pública de Harvard propôs um modelo ampliado de abordagem e influências em relação à saúde e o bem-estar do trabalhador.[13] Neste modelo foram incluídas forças que, potencialmente, operam em cada nível de influência (Figura 5.2):

1. **Ambiente sociopolítico econômico**
   - ❑ **Globalização:** internacionalização dos mercados financeiros pode levar a fragmentação da produção em vários países.
   - ❑ **Tecnologia:** o uso de inteligência artificial, robótica, *big data*, automação, entre outras inovações, podem levar a modificações no mercado e nos padrões de trabalho.

- **Mudanças climáticas:** a transição para uma economia sustentável vai exigir mudanças nos processos de produção. Os trabalhadores podem ser expostos a condições climáticas desfavoráveis com impacto na saúde.
- **Mudança no perfil de exposição e morbidade:** aumento das condições crônicas coexistindo com os riscos ambientais e de acidentes.
- **Mudanças demográficas e desigualdades sociais:** fatores como idade, gênero, raça, nacionalidade, orientação sexual, imigração etc.
- **Ambientes políticos e regulatórios:** as normas e leis podem influenciar a saúde dos trabalhadores.

2. **Padrões de trabalho e emprego**
   - **Distribuição dos empregos:** redução de algumas atividades e criação de novas formas de trabalho.
   - **Estabilidade no trabalho:** aumento do risco de trabalho precário e temporário.
   - **Processos de trabalho não convencionais:** trabalhadores com vários empregadores, trabalho autônomo, franquias, terceirização.
   - **Proteção ao trabalhador:** menor regulação pode levar a menor proteção à saúde do trabalhador.
   - **Voz do trabalhador:** as novas tendências em relação ao trabalho podem fragilizar a organização do trabalhador.
3. **Empresa: condições de trabalho**
   - **Condições físicas de trabalho:** ir além das condições físicas de trabalho, incluindo o ambiente psicossocial, o trabalho em casa e novas formas de exposição.
   - **Organização do trabalho:** risco de cargas de trabalho elevadas, particularmente para trabalhadores em empregos temporários.
   - ***Job design*:** o desenho das atividades influencia os desfechos em saúde, segurança e bem-estar dos trabalhadores.
   - **Ambiente psicossocial:** inclui o suporte social, demanda controle psicológico, exposição a assédio e discriminação e clima organizacional.

- **Políticas, práticas e programas na organização:** envolve o compromisso da liderança, práticas participatórias, abordagens colaborativas e orientadas por dados.

4. **Desfechos para as organizações e para os trabalhadores**
   - **Saúde, segurança e bem-estar do trabalhador:** ir além da tradicional avaliação de resultados em saúde e segurança e incluir outros indicadores de bem-estar do trabalhador.
   - **Resultados para a organização:** identificar potenciais incentivos para que o empregador promova mudanças nas políticas, programas e práticas no ambiente de trabalho.

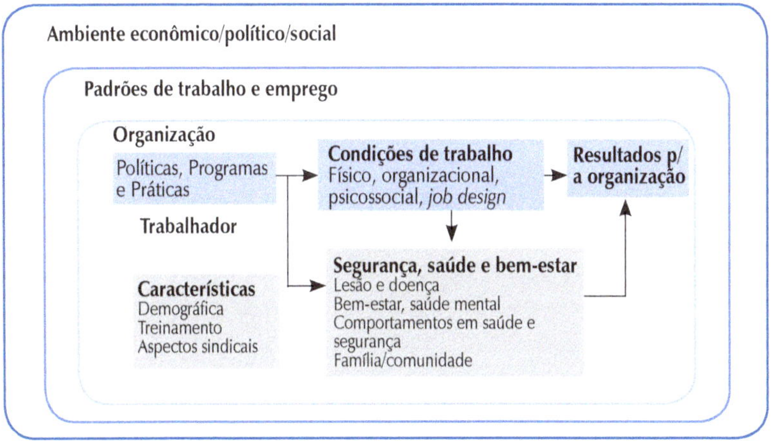

Fonte: Adaptada de Sorensen G *et al.*, 2021.[13]

Figura 5.2. Modelo conceitual expandido.

Em muitos países, foram desenhadas políticas públicas com o intuito de se criar uma abordagem integrada em saúde populacional, envolvendo a atenção à saúde pelo sistema assistencial (público ou privado) e o cuidado com a segurança e saúde no ambiente de trabalho.

Total Worker Health

Nos Estados Unidos, a organização federal National Institute of Occupational Safety and Health (NIOSH) criou um programa que denominou Total Worker Health (TWH) e identificou quatro razões para esta integração, após uma extensa revisão da literatura científica disponível. Elas proporcionam um equilíbrio entre o *business case* para os programas (focando nos resultados financeiros em termos de redução de custos e no aumento de produtividade) e o *worker case* (focando nos benefícios para a saúde do trabalhador):[14]

- A chance de adoecimento dos trabalhadores é aumentada pela exposição concomitante aos riscos ocupacionais e comportamentos não saudáveis; além disso, sabe-se que os efeitos desses fatores de risco não são independentes uns dos outros.
- Os trabalhadores com maior chance de exposição a condições de trabalho de risco são também aqueles mais predispostos a ter mais estilos de vida não saudáveis; sabe-se inclusive que a exposição a riscos no trabalho e a estilos de vida não saudáveis apresentam correlação; esta exposição dupla pode trazer resultados negativos a curto prazo.
- A integração entre a promoção da saúde no ambiente de trabalho e a saúde e segurança no trabalho (SST) pode aumentar a participação do trabalhador e a efetividade para os trabalhadores de alto risco; os trabalhadores de maior exposição a riscos ocupacionais têm maior predisposição a participar de programas integrados de promoção de saúde e SST do que somente nos de promoção da saúde; sabe-se que as pessoas veem como prioridade os riscos que são involuntários, independentemente do controle individual e indetectáveis (como muitos riscos ocupacionais) e, desse modo, os trabalhadores podem perceber as ações da liderança para minimizar a exposição aos riscos ocupacionais como de maior importância do que a mudança de comportamentos pessoais em saúde, e podem sentir que as mudança de estilo de vida são insignificantes perto da importância da exposição aos riscos ambientais; os esforços para a criação de um ambiente de trabalho seguro e saudável podem gerar um clima de segurança e aumentar a receptividade às mensagens relacionadas a um estilo de vida saudável.
- A integração dos esforços em promoção da saúde e SST pode trazer benefícios mais amplos para a organização do trabalho e o ambiente; as evidências demonstram os benefícios dos programas de promoção da saúde em custos diretos (assistência

médica) ou indiretos (produtividade, absenteísmo) que devem ser programas amplos que incluam a qualidade de vida do trabalhador, a gestão da incapacidade, a assistência à saúde e a medicina do trabalho.

Por exemplo, os exames periódicos de saúde realizados nas empresas para cumprimento de normas legais são oportunidades importantes para avaliar as condições de saúde dos trabalhadores, bem como os seus fatores de risco, e estratificar a população da organização. Na realização desses exames, cria-se a oportunidade para que o médico ofereça um *feedback* educativo ao trabalhador, inclusive com uma orientação sobre o seu plano de cuidado (se houver). Os dados dos exames periódicos devem fazer parte do prontuário eletrônico de saúde e devem ser elaborados relatórios estatísticos e epidemiológicos para o acompanhamento e o estabelecimento de metas. Os trabalhadores identificados com condições crônicas ou fatores de risco devem ser reavaliados periodicamente para se medir o seu engajamento na manutenção ou melhoria de sua condição de saúde.

Da mesma maneira, se a organização oferece o benefício do plano de saúde para seus empregados, é importante sinergia com as operadoras. Muitas vezes, as atividades ocorrem em silos, criando situações de sobreposição de atividades e iniciativas. Os profissionais de saúde das empresas devem manter contato constante com a área técnica (médica) das operadoras para identificação dos casos a serem acompanhados. Algumas operadoras instalam ambulatórios nas instalações das empresas ou criam serviços de telemedicina. Nesses casos, é importante que se avalie a estrutura a ser criada, a equipe que atuará, os tipos de serviços a serem prestados, o uso de registros eletrônicos de saúde e protocolos clínicos, pois precisam estar dimensionadas aos propósitos propostos e permitir que se atinjam os objetivos pretendidos.

Essa integração pode possibilitar o estabelecimento de indicadores integrados, sejam diretos (custos em assistência médica, sinistralidade) ou indiretos (absenteísmo, presenteísmo, acidentes no trabalho) e se crie um painel gerencial que permita decisões estratégicas na organização.

Modelo de Ambiente de Trabalho Saudável da Organização Mundial de Saúde

Em 2010, a OMS propôs um Modelo de Ambiente de Trabalho Saudável, com quatro pilares (Figura 5.3):[15]

- Um ambiente físico saudável e seguro.
- Um ambiente psicossocial que inclui a organização do trabalho e a cultura de saúde.
- Os recursos pessoais de saúde e os incentivos para um estilo de vida saudável.
- Participação na comunidade para promover a saúde dos empregados, seus familiares e dos membros da comunidade.

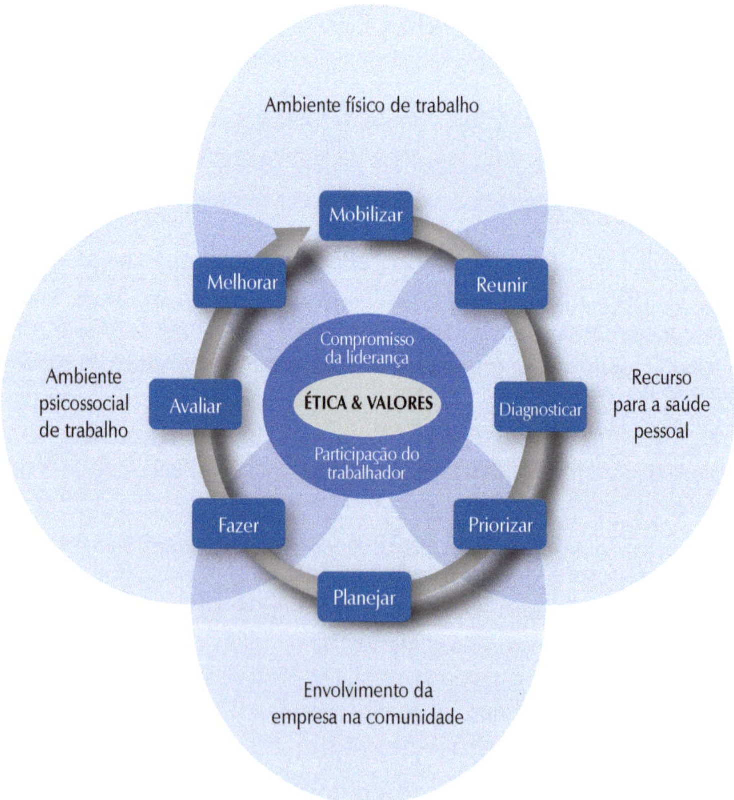

Fonte: OMS, 2010.[15]

Figura 5.3. Modelo de Ambiente de Trabalho Saudável da Organização Mundial de Saúde.

Com este modelo, a OMS propõe uma abordagem ampla, que não se restrinja a iniciativas isoladas, mas que envolva a participação do trabalhador, a organização do trabalho, o autocuidado apoiado e a integração com a comunidade, ou seja, a construção de uma cultura de saúde para o atingimento dos objetivos desejados, para o trabalhador e para a empresa.[15]

Além disso, a OMS propõe princípios fundamentais para o sucesso dos programas na empresa:[15]

1. **Compromisso da liderança com base em valores fundamentais:** envolve três fatores, sendo o primeiro relacionado a mobilizar e conquistar o compromisso das principais partes interessadas, pois um programa para um ambiente de trabalho saudável deve estar integrado aos objetivos, metas e valores da empresa. Além disso, é importante receber as permissões, recursos e apoio necessários dos proprietários, da alta direção, lideranças sindicais ou líderes informais. O terceiro fator é a manifestação concreta desse compromisso, demonstrado por meio do desenvolvimento e adoção de uma política integral firmada pela autoridade máxima da empresa e comunicada a todos os trabalhadores. Isso indica, de forma clara, que as iniciativas voltadas a um ambiente de trabalho saudável são parte da estratégia de negócios da empresa.
2. **Envolver os trabalhadores e seus representantes em programas bem-sucedidos**: os trabalhadores afetados devem estar sempre envolvidos em todas as etapas do processo, desde o planejamento até a avaliação. Os trabalhadores e seus representantes não devem ser simplesmente "consultados" ou "informados" sobre o que está acontecendo, mas devem ser ativamente envolvidos, sendo solicitados a dar ideias e opiniões, e tê-las ouvidas e implementadas.
3. **Análise das lacunas:** a análise das lacunas envolve a avaliação de "qual é a situação agora?" em comparação com qual seria a condição desejada, e então desenvolver um plano para diminuir as lacunas entre as duas.
4. **Aprender com os outros:** é importante reconhecer que as pessoas não possuem o conhecimento e as ferramentas necessárias para abordar todas as questões prioritárias. Nesse caso é importante recorrer a outros especialistas, que podem

orientar e auxiliar para abordagens específicas. Visitar outras empresas para observar as boas práticas locais utilizadas também é outra excelente maneira de aprender com os outros.

As organizações precisam incorporar em sua visão e missão a importância de uma força de trabalho saudável como um valor.[16] Além disso, a liderança em todos os níveis deve se engajar e incluir a saúde e o bem-estar na gestão da organização, reforçando a comunicação que eles se constituem num valor e não apenas um benefício (como o plano de saúde) ou uma estratégia para minimizar danos (como acidentes no trabalho ou afastamentos). O conhecimento das informações fundamentais do estado de saúde da população, provenientes de várias fontes (como licenças médicas, consultas no ambulatório, exames periódicos, uso do plano de saúde, exames laboratoriais) é importante para o estabelecimento das prioridades e realizar o planejamento das atividades. Elas devem ser inclusivas, envolvendo:

- As pessoas saudáveis.
- As que têm fatores de risco para condições crônicas.
- As que foram acometidas de doenças agudas.
- As que possuem doenças crônicas.
- As que possuem doenças não controladas.[17]

Não é raro que muitos programas sejam criticados por não atingirem os resultados financeiros desejados, particularmente no que se refere aos custos assistenciais (impacto na sinistralidade do plano de saúde). Esse fato decorre, principalmente, da falta de definição do foco (prometendo resultados não realistas), pela oferta de ações isoladas e, muitas vezes, sem embasamento científico.

Requisitos básicos e necessários para o êxito dos programas[18]

- **Liderança:** estabelece a visão do programa e as políticas organizacionais, garante recursos, dá suporte à implementação e faz a conexão do programa aos objetivos da organização.
- **Relevância:** identifica fatores críticos para a participação e o engajamento dos empregados.

- **Parceria:** esforços para integrar o programa com outros setores ou entidades, incluindo empregados, sindicatos, fornecedores externos e recursos na comunidade.
- **Abrangência:** inclui a educação em saúde, o ambiente físico e social de suporte, a integração do programa à estrutura da organização, faz relação com outros programas correlacionados e com as ações de rastreamento no ambiente de trabalho.
- **Implementação:** garante um plano de trabalho planejado, coordenado e completamente executado e um processo de acompanhamento.
- **Engajamento:** promove a conexão entre os empregados e o programa por meio de ações que criam respeito, confiança e uma cultura geral de saúde e bem-estar.
- **Comunicação:** plano estratégico de comunicação que gera uma presença no dia a dia do ambiente de trabalho na empresa.
- **Base em dados:** uso de dados para medir, integrar, avaliar e relatar a evolução do programa e os esforços de melhoria contínua.
- **Conformidade:** garante que o programa atende às leis, às normas legais e aos regulamentos e protege a informação pessoal dos trabalhadores.

Não há uma fórmula única que se aplique a todos os programas e a todas as organizações. Desse modo, a simples adoção (ou aquisição) de soluções ou produtos para a utilização nas empresas sem que os pressupostos mínimos sejam contemplados parece ser umas das causas dos resultados limitados observados na maioria das iniciativas.[19,20]

Conclusão

O ambiente de trabalho é um espaço importante para as ações em saúde populacional. No entanto, os programas precisam ser estruturados com a participação do trabalhador, considerar os determinantes sociais de saúde, as novas formas de trabalho e os objetivos desejados.

A adoção de metodologia e modelos lógicos baseados em evidências propicia maior chance de resultados positivos para os programas.

Referências bibliográficas

1. Goetzel R, Ozminkowski R. What's Holding You Back: Why Should (or Shouldn't) Employers Invest in Health Promotion Programs for Their Workers? N C Med J. 2006;67(6):428-430.
2. O'Donnell MP. Health Promotion in the Workplace. 5. ed. Art & Science of Health Promotion Institute; 2017.
3. World Health Organization. WHOQOL: Measuring quality of life. [Internet]. Geneva: WHO; 2021. Disponível em: https://www.who.int/tools/whoqol.
4. Fleck MPA. A avaliação de qualidade de vida: guia para profissionais de saúde. Porto Alegre: Artmed; 2008.
5. Limongi-França AC. Qualidade de vida no trabalho: conceito e práticas nas empresas da sociedade pós-industrial. 2. ed. São Paulo: Atlas; 2010.
6. Limongi-França A, Simurro SAB. Qualidade de vida no trabalho. In: Mendes R (org.) Dicionário de saúde e segurança do trabalhador: conceitos, definições história, cultura. Novo Hamburgo: Proteção; 2018.
7. Nahas MV. Atividade física, saúde e qualidade de vida: conceitos e sugestões para um estilo de vida ativo. 7. ed. Florianópolis: Editora do Autor; 2017.
8. Fabius R, Clarke JL. Building cultures of health and wellness. In: Nash DB, Fabius RJ, Skoufalos A, Clarke JL, Horowitz MR (ed). Population health: creating a culture of wellness. Burlington: Jones and Bartlett; 2015.
9. Abraham J, White KM. Tracking the changing landscape of corporate wellness companies. Health Aff (Millwood). 2017:36(2);222-228.
10. Goetzel RZ, Henke RM, Head MA, Benevent R, Rhee K. Ten modifiable health risk factors and employees' medical costs - An update. Am J Health Prom. 2020;34(5):490-499.
11. Kent KB, Goetzel RZ, Roemer EC, McCleary K, Henke RM, Head MA, et al. Developing two culture of health measurement tools. Examining employers' efforts to influence populational health inside and outside company walls. J Occup Environ Med. 2018;60(12):1087-1097.
12. Grossmeier J, Fabius R, Flynn JP, Noeldner SP, Fabius D, Goetzel RZ, et al. Linking workplace health promotion best

practices and organizational financial performance: tracking market performance of companies with highest scores on the HERO Scorecard. J Occup Environ Med. 2016; 58(1):16-23.

13. Sorensen G, Dennerlein JT, Peters SE, Sabbath EL, Kelly EL, Wagner GR. The future of research on work, safety, health and wellbeing: A guiding conceptual framework. Social Sci Med. 2021;(269):113593.
14. The National Institute of Occupational Safety and Health. Research compendium: the NIOSH total worker health program: seminal research papers 2012. Washington, DC: DHHS; 2012.
15. Organização Mundial da Saúde. Ambientes de trabalho saudáveis: um modelo para ação para empregadores, trabalhadores, formuladores de política e profissionais. OMS. Tradução do Serviço Social da Indústria. Brasília: SESI/DN; 2010.
16. Safeer R, Allen J. Defining a culture of health in the workplace. J Occup Environ Med. 2019; 61(11)863-867.
17. Nash BN, Skoufalos A, Fabius RJ, Oglesby WH. Population health. Creating a culture of health. 3. ed. Burlington, MA (USA): Jones & Bartlett Learning; 2021.
18. Pronk NP. Placing workplace wellness in proper context: value beyond money. Prev Chron Dis. 2014; Jul 11:E199.
19. Song Z, Baicker, K. Effect of a workplace wellness program on employee health and economic outcomes: a randomized clinical trial. JAMA. 2019;321(15):1491-1451.
20. Reif J, Chan D, Jones D, Payne L, Molitor D. Effects of a workplace wellness program on employee health, health beliefs and medical use: a randomized clinical trial. JAMA Intern Med. 2020;180(7)952-960.

Capítulo 6

Saúde Digital

"Bons dados são os pilares da gestão em saúde populacional"[1]

Introdução

A saúde digital tem assumido uma importância cada vez maior na atenção à saúde. De acordo com a Organização Mundial da Saúde (OMS) trata-se de um importante campo da prática por empregar formas inovadoras de tecnologias de informação e comunicação (TIC) para atender às necessidades da atenção à saúde.[2] Ou ainda, de acordo com a European Commission a saúde digital se refere às ferramentas e serviços que utilizam a TIC para melhorar a prevenção, diagnóstico, tratamento, monitoramento e gestão de saúde e estilo de vida. Ela tem o potencial de inovar e melhorar o acesso ao cuidado, melhorar a qualidade da atenção e aumentar a eficiência do setor.[2]

A saúde digital conecta e empodera as pessoas e as populações para gerenciar sua saúde e bem-estar, com o trabalho acessível de times que oferecem ambientes digitais flexíveis, integrados, interoperáveis que estrategicamente aproveitam as ferramentas, tecnologias e serviços digitais para transformar a entrega do cuidado.[2]

Apesar das pessoas estarem cada vez mais dependentes da tecnologia no dia a dia, muitas organizações e profissionais ainda utilizam registros de saúde em papel. Muitas informações são ilegíveis, os dados são inseridos uma única vez no papel e este documento pode ser perdido. Não há possibilidade de suporte à decisão clínica e as informações não podem ser analisadas e acompanhadas no âmbito da saúde populacional.[1] Portanto, o uso de registros eletrônicos de saúde é essencial e básico na gestão em saúde populacional.

Muitos hospitais instalam sistemas administrativos, de cobrança ou auditoria, mas que têm pouca utilidade para o cuidado das pessoas, pois:

- Em geral, os dados clínicos não são inseridos de maneira estruturada.
- Não oferece suporte à decisão clínica para os profissionais que atuam na atenção à saúde.
- Não dá suporte para comunicação entre os profissionais responsáveis pelo cuidado e nem permite uma melhor orientação no fluxo de atendimento.

Sabemos que há muitas informações geradas e disponíveis na saúde. Há dados clínicos provenientes de várias fontes, estruturadas ou não (prontuários eletrônicos, prescrições, exames laboratoriais, anotações, exames de imagem etc.), além dos dados administrativos (como cobranças, relatórios, certificações, dados financeiros) que, em geral, são tratados de maneira isolada e sem integração. No entanto, eles precisam se transformar em informações que contribuem para a gestão em saúde populacional.

Cada vez mais tem sido utilizado o termo *data analytics*, que pode ser definido como:

> "o amplo uso de dados, análises estatísticas e quantitativas, modelos exploratórios e preditivos, assim como a gestão baseada em dados para orientar a tomada de decisão e as iniciativas em saúde".[3]

Por outro lado, Saldanha, Barcellos e Pedroso[4] definem a ciência de dados como sendo um campo de estudo que se destaca pela capacidade de auxiliar a descoberta de informação útil a partir de grandes ou complexas bases de dados, bem como a tomada de decisão orientada por dados.

As aplicações podem ser resumidas em três níveis, em relação aos atributos, assim como a sua funcionalidade:

- **Descritiva:** padrão de apresentação de dados, situações práticas e alternativas (como doenças, tratamentos, grupos de risco etc.).
- **Preditiva:** técnicas de simulação e modelagem que conseguem identificar tendências e preveem desfechos possíveis (como identificar pacientes com maiores riscos de desfechos negativos ou de complicações).
- **Prescritiva:** busca otimizar e organizar os resultados e desfechos observados (como propondo recomendações para que os pacientes evitem complicações após um tratamento).

A saúde digital tem o potencial de:[2]

- Reduzir as ineficiências.
- Melhorar o acesso.
- Reduzir custos.
- Aumentar a qualidade.
- Tornar a medicina mais personalizada para os pacientes.

Saúde móvel (*mHealth*)

Trata-se da atenção à saúde com o uso de dispositivos móveis e acesso à internet sem fio (*wireless*). De acordo com a OMS, as tecnologias móveis sem fios são particularmente relevantes devido à sua facilidade de utilização, amplo alcance e ampla aceitação. Foi demonstrado que a saúde móvel melhora a qualidade e a cobertura dos cuidados, aumenta o acesso à informação, serviços e competências em saúde, bem como promove mudanças positivas nos comportamentos de saúde para prevenir o aparecimento de doenças agudas e crônicas.[5]

Sabemos que uma proporção crescente da população tem acesso a informações e serviços de saúde por meio de telefones móveis, e uma vasta gama de soluções baseadas em dispositivos móveis – desde SMS a aplicações complexas para "*smartphones*" – foram desenvolvidas para melhorar o acesso, o conhecimento e os comportamentos de saúde numa série de contextos e grupos-alvo.[5]

A OMS estabelece algumas prioridades para a abordagem em *mHealth*:

- Aumentar o acesso aos serviços de saúde de qualidade.
- Melhorar o acesso aos serviços de saúde reprodutiva e sexual, reduzindo a morbimortalidade materna, infantil e neonatal.
- Contribuir para reduzir a mortalidade prematura por condições crônicas não transmissíveis.
- Aumentar a segurança e a qualidade do cuidado.[5]

Telessaúde

Os termos telessaúde e telemedicina são frequentemente usados de forma intercambiável, mas a telessaúde evoluiu para englobar uma gama mais ampla de atividades e serviços digitais de saúde.

A telemedicina compreende a oferta de serviços ligados aos cuidados com a saúde nos casos em que a distância é um fator crítico, e pode ser utilizada tanto para consultas de urgência, como para consultas de rotina, diante da necessidade de superar barreiras de acesso, garantir a proteção de dados e fornecer alternativas ao exame físico.[6]

Ela atua como um metasserviço e permeia ações de educação, assistência, consultoria, diagnóstico e procedimentos, tanto para promoção da saúde, prevenção de doenças, diagnóstico precoce quanto para reabilitação e paliação.[7]

Para a oferta da telessaúde são utilizadas várias tecnologias, como a saúde móvel, *smartphones*, recursos de vídeo, áudio e foto, assim como tecnologias de armazenamento de dados.

O atendimento em telessaúde envolve:[8]

- Contato com o prifissional de saúde por telefone ou ligação de vídeo.
- Troca de mensagens com os profissionais de saúde, usando vias seguras, inclusive para troca de arquivos.
- Monitoramento remoto de pacientes, inclusive com coleta de dados vitais.

As consultas remotas podem ser classificadas:[7]

- Em relação ao tempo
  - **Síncrona:** a presença e interação são simultâneas, em tempo real.

- **Assíncrona:** os participantes não interagem em tempo real. Envolve mensagens, textos, imagens e outras mídias que são coletadas em um momento e interpretados ou respondidos posteriormente.
- Em relação às pessoas
  - **Paciente.**
  - **Cuidador (ou responsável legal).** Reservada para situações em que há incapacidade permanente ou temporária do paciente.

A telessaúde foi regulamentada para as profissões da área da saúde pela Lei Federal nº 14.510, de 27 de dezembro de 2022.[9] De acordo com esta lei: "Ao profissional de saúde são asseguradas a liberdade e a completa independência de decidir sobre a utilização ou não da telessaúde, inclusive com relação à primeira consulta, atendimento ou procedimento, e poderá indicar a utilização de atendimento presencial ou optar por ele, sempre que entender necessário".

Fontes de informação

Tradicionalmente, pesquisas sobre mortalidade usam dados do Sistema de Mortalidade, pesquisas sobre migração usam dados dos Censos, pesquisas sobre orçamento e renda buscam dados de inquéritos específicos. Contudo, a complexidade dos fenômenos humanos, da sua saúde e comportamento transitam livremente por essas bases de dados e as transborda. O uso de técnicas de *big data* em saúde pública apresenta condições para a superação dos modelos simplistas de classificação de riscos e identificação de desigualdades.[4]

Uma questão fundamental na questão do *big data* é a governança que garanta a privacidade, a sustentabilidade, os padrões, a arquitetura, respeitando as normas e leis vigentes e as questões éticas.

Do ponto de vista prático, no mundo real, é possível melhorar os desfechos em saúde em várias situações, como:[10]

- Prevenir reinternações.
- Intervir precocemente em pacientes de alto custo.
- Triagem e estratificação dos pacientes oferecendo o cuidado apropriado para cada nível.

- Identificar situações em que o paciente pode piorar e gerar descompensação.
- Prevenir eventos adversos, inclusive com o uso de medicamentos.

Conclui-se que uma infraestrutura de dados é crítica para o sucesso da gestão em saúde populacional em uma organização. Ela deve ser ampla, escalável, flexível e capaz de atender às necessidades de uma organização por muito tempo.[11]

Inteligência artificial

De acordo com McCarthy, da Universidade de Stanford, em 2007, inteligência artificial "é a ciência e a engenharia de fabricar máquinas inteligentes, especialmente programas de computador inteligentes".[12]

Podemos afirmar também que a inteligência artificial é um campo que combina ciência da computação e conjuntos de dados robustos para permitir a resolução de problemas. Abrange também subcampos de aprendizado de máquina e aprendizado profundo, que são frequentemente mencionados em conjunto com inteligência artificial (Figura 6.1).[13]

As tecnologias de inteligência artificial podem, em várias áreas, ter desempenho melhor que os humanos em tarefas como o diagnóstico de doenças. Os algoritmos podem ser mais eficientes, por exemplo, no rastreamento de tumores malignos.[2]

A inteligência artificial pode ser classificada em:[14]

- ***Narrow AI:*** opera dentro de um contexto limitado e é uma simulação da inteligência humana. Está frequentemente focada em executar uma única tarefa extremamente bem e, embora estas máquinas possam parecer inteligentes, elas estão operando sob muito mais restrições e limitações do que a inteligência mais básica. Grande parte da *Narrow AI* é alimentada por avanços no aprendizado de máquina e no aprendizado profundo.
- ***Artificial General Intelligence:*** é uma máquina com inteligência geral que pode ser aplicada para resolver qualquer problema. Ainda não existem produtos no mundo real.

No contexto da ciência de dados, um método muito utilizado é o *machine learning* (ou aprendizado de máquina), onde se constroem sistemas e algoritmos que aprendem autonomamente

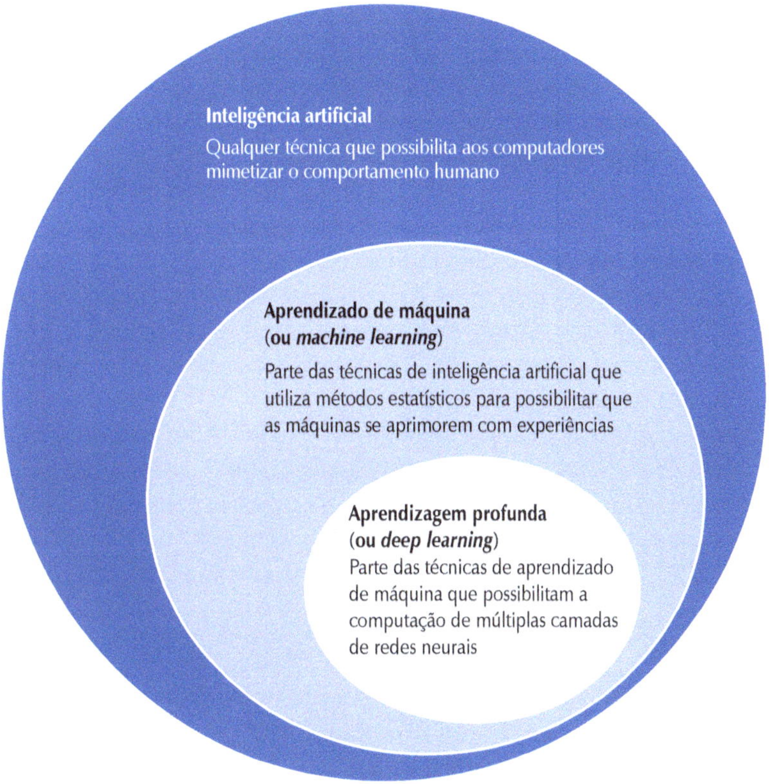
Inteligência artificial
Qualquer técnica que possibilita aos computadores mimetizar o comportamento humano
Aprendizado de máquina
(ou *machine learning*)
Parte das técnicas de inteligência artificial que utiliza métodos estatísticos para possibilitar que as máquinas se aprimorem com experiências
Aprendizagem profunda
(ou *deep learning*)
Parte das técnicas de aprendizado de máquina que possibilitam a computação de múltiplas camadas de redes neurais

Fonte: Zhao R, *et al.*, 2021.[17]

Figura 6.1. Componentes da inteligência artificial.

dos dados oferecidos.[15] A abundância de dados e a crescente capacidade de processamento dos equipamentos atuais torna essa metodologia cada vez mais importante para a atenção à saúde e tem sido largamente utilizada em áreas como radiologia, patologia, cardiologia, dentre outras.

O médico e futurista, Bertalan Mesko, propõe a existência de três tipos de inteligência artificial:[16]

- **Inteligência Artificial Estreita (IAE):** apresenta habilidades de reconhecimento de padrões em grandes conjuntos de dados, permitindo que ela resolva problemas de classificação e agrupamento baseados em texto, voz ou imagem. É um algoritmo que pode se destacar em uma tarefa única e precisamente definida. Embora possa jogar xadrez melhor do que qualquer grande mestre, seu QI é zero. Chat GPT se encaixaria aqui.

- **Inteligência Artificial Geral (IAG):** ainda não alcançamos a IAG, mas sua capacidade cognitiva alcança níveis humanos. Ela pode raciocinar, argumentar, memorizar e resolver problemas como nós. Para saber se alcançamos essa conquista, um computador deve passar pelo famoso teste de Turing, ou seja, imitar um humano ao responder às perguntas de um interrogador, de modo que este último não possa dizer se uma máquina está respondendo com mais de 70% de precisão após cinco minutos de questionamento.
- **Inteligência Artificial Superinteligente (IAS):** também é um conceito teórico, a capacidade cognitiva da IAS se compara à de toda a humanidade, se não mais. Os humanos não seriam capazes de compreender seu conhecimento e entender o raciocínio da IAS, e a tecnologia em si poderia ser considerada uma ameaça.[13]

Big data

O termo *big data* se refere a um conjunto de dados tão grande e complexo que dificulta o processamento com as aplicações tradicionais de processamento de dados.[18] São utilizados dados estruturados e não estruturados, provenientes de várias fontes:[19]

- Cidadão.
- Paciente.
- Dados clínicos.
- Gestão do cuidado.
- Dados organizacionais e administrativos.
- Dados extraorganizacionais.

Esses dados deverão ser obtidos de diferentes áreas do setor de saúde, como os dados demográficos do paciente, o prontuário de saúde, dados laboratoriais, de imagem, hospitalização, emergência, cirurgias e farmácia que precisam estar integrados e passíveis de serem analisados conjuntamente.

Um repositório importante é o prontuário pessoal de saúde que deve reunir informações clínicas, exames laboratoriais, tratamentos, exames de imagem e uso de medicamentos.

Frequentemente, essas informações se apresentam de maneira fragmentada, o que poderia ser integrado pela interoperabilidade dos dados, basicamente pela mudança física dos dados ou virtualizar as alterações dos dados mantendo em sua forma nativa.[20]

Em geral, cria-se uma infraestrutura de *big data* baseada em uma abordagem de *data lake* que estoca e processa grande quantidade de informação, geralmente em *clouds* (grandes arquivos virtuais), que ficam em seu formato nativo até que ele seja utilizado, de acordo com as necessidades de avaliação. Desse modo, as respostas são mais rápidas, há a estocagem quase ilimitada de informações na nuvem que não sofre interferência de eventuais problemas nos sistemas locais.[11]

A inovação metodológica promissora na utilização de técnicas de *big data* é permitir se fazer uma ciência *a posteriori*, é procurar padrões, localizar associações, visualizar a complexidade dos fenômenos, prever desfechos em saúde sem considerar hipóteses formuladas *a priori*, predizer comportamentos com precisão sem necessariamente partir de uma sustentação técnica ou clínica.[4]

As análises de *big data* possuem atributos básicos (e que têm sido ampliados recentemente):[21]

- **Volume:** quantidades crescentes de dados.
- **Velocidade:** processamento cada vez mais rápido.
- **Variedade:** dados provenientes de diferentes fontes.
- **Variabilidade:** variação em quantidade, fonte e tipos.

As informações podem ser extraídas dos dados disponíveis (p. ex., pelo processo de mineração de dados) e analisados por métodos estatísticos ou *machine learning*.[18]

Segurança da informação

A maneira pela qual os dados pessoais são utilizados por pessoas ou empresas, criando exigências para o seu tratamento, que inclui sua coleta, utilização, armazenamento e eliminação no meio físico e digital é regulamentada pela Lei Geral de Proteção de Dados, a Lei nº 13.709/2018, ou LGPD.[22,23] Essa lei visa regulamentar o uso, a proteção e a transferência de dados pessoais no território brasileiro.

Especial atenção é prestada para os dados pessoais dos cidadãos. Nesse contexto, tudo o que identifica uma pessoa é considerado dado pessoal, como nome, RG, CPF, gênero, data e local de nascimento, telefone, endereço residencial, localização via GPS, retrato em fotografia, prontuário de saúde, cartão bancário, renda, histórico de pagamentos, hábitos de consumo, preferências de lazer, entre outros.[23,24]

Do ponto de vista prático, é importante distinguirmos os dados pessoais dos dados sensíveis:

- **Dados pessoais** são informações relacionadas a uma pessoa natural identificada ou identificável. Isso significa que qualquer dado que possa ser usado para identificar uma pessoa é considerado um dado pessoal. Exemplos de dados pessoais incluem nome, endereço, número de telefone, endereço de e-mail, CPF, RG e outros dados que, isoladamente ou em combinação com outros dados, permitam identificar uma pessoa.
- **Dados sensíveis** são uma categoria especial de dados pessoais que merecem uma proteção adicional devido ao seu caráter mais sensível e íntimo. A LGPD especifica algumas categorias de dados sensíveis, que incluem informações sobre a origem racial ou étnica, convicções religiosas, opiniões políticas, filiação a sindicatos, saúde, vida sexual e dados genéticos e biométricos.

A coleta e o processamento de dados sensíveis estão sujeitos a restrições mais rigorosas e requerem consentimento específico do titular dos dados ou podem ser autorizados em certas situações, como para proteção da vida, para ações judiciais e outras circunstâncias específicas definidas pela lei.

É importante observar que a LGPD estabelece regras rígidas para o tratamento de ambos os tipos de dados, com ênfase na necessidade de consentimento adequado, segurança e transparência no processamento de dados pessoais, e ainda mais rigor na proteção de dados sensíveis. Empresas e organizações que lidam com dados pessoais e sensíveis devem cumprir as diretrizes da LGPD para garantir a privacidade e a proteção dos direitos dos titulares dos dados.

Assim, os dados pessoais de um paciente somente poderão ser coletados, armazenados e processados em sistemas de informação em saúde com seu expresso consentimento livre e esclarecido (inclusive dados retroativos, ou seja, todos os pacientes já armazenados nos sistemas, ou seus responsáveis, terão que ser solicitados novamente).[23]

Resumidamente, são dez as bases legais que permitem o tratamento de dados pessoais:[23]

- Consentimento informado do paciente, que é o titular dos dados pessoais.
- Cumprimento de obrigação legal ou regulatória pelo profissional ou serviço de saúde.
- Execução de políticas públicas.
- Realização de estudos por órgãos de pesquisa, garantida, sempre que possível, a anonimização dos dados pessoais.
- Execução de contrato.
- Exercício de direito em processo judicial, administrativo ou arbitral.
- Proteção da vida.
- Tutela da saúde.
- No legítimo interesse do controlador.
- Para proteção do crédito.

A OMS tem buscado convergência para orientar os governos e as demais entidades internacionais no uso da inteligência artificial na saúde. Nesse sentido, a partir de princípios éticos gerais para desenvolvimento de inteligência artificial e da incorporação de elementos da bioética e da atual regulação em saúde, identificam-se seis princípios-chave para a regulação dos sistemas de inteligência artificial na saúde:

- Autonomia.
- Não maleficência/beneficência.
- Transparência.
- Responsabilidade.
- Equidade.
- Responsividade/sustentabilidade.

Esses princípios estão interligados, sem hierarquia entre eles, e precisam ser instrumentalizados conjuntamente. O exercício do direito à explicação na saúde depende da criação de mecanismos para criação de sistemas de inteligência artificial explicáveis e do reconhecimento dos limites da explicabilidade de algoritmos. A abrangência desse direito deve ser definida a partir de critérios a serem elaborados por autoridades reguladoras e precisam ser amplamente discutidos com a sociedade.[24]

Gestão em saúde populacional

O princípio de Pareto, ou regra 80-20, tem sido muito utilizada na gestão em saúde populacional. Calcula-se que 20% das pessoas consumam 80% do total de custos em saúde. Além disso, neste grupo, 5% das pessoas consomem 50% dos custos.[1] Alguns destes pacientes são facilmente identificáveis pelos registros de internação e exames. Porém, outros somente serão identificados por meio de modelos preditivos que utilizem grandes bancos de dados, que selecionam fatores de risco para adoecimento futuro, e consequente utilização do sistema. Tradicionalmente, os planos de saúde utilizam modelos retrospectivos baseados na utilização do sistema, porém os modelos preditivos permitem a abordagem precoce, utilizando ferramentas tecnológicas (como a telemedicina, os aplicativos e as redes sociais) para permitir o engajamento dos pacientes aos protocolos de prevenção, cuidado e monitoramento.[1]

Conclusão[25]

Os dados em saúde precisam ser analisados adequadamente para que se tornem informações. O seu uso adequado é fundamental para a gestão em saúde populacional.

A ampla infraestrutura de dados em saúde que provê informação para os indivíduos ou para a população em ambiente digital, a qualquer tempo e em qualquer lugar, pode ser analisado por processos de *big data*.

A governança com *big data* deve contemplar a privacidade, a sustentabilidade financeira, padrões de arquitetura e normas de organização.

Os aspectos éticos devem ser observados com a utilização dos recursos de *data science*, nos campos público e privado, com a utilização de dados individuais ou coletivos.

Referências bibliográficas

1. Cuddeback JK, Fisher DW. Information technology. In: Nash DB, Skoufalos A, Fabius RJ, et al. Population health: creating a culture of wellness. 2. ed. Burlington, MA: Jones & Bartlett Learning; 2019.
2. Gupta, RP. Digital Health: Truly transformational. India: Wolters Kluwer Health; 2021.
3. Davenport T, Harris J. Competing on Analytics. The New Science of Winning. Cambridge, MA: Harvard Business School Press; 2007.
4. Saldanha RF, Barcellos C, Pedroso MM. Ciência de dados e big data: o que isso significa para estudos populacionais e de saúde. Cad Saúde Coletiva. 2021;29(esp)51-58.
5. World Health Organization. mHealth. [Internet]. [Acesso em 15 set 2023]. Disponível em: https://apps.who.int/gb/ebwha/pdf_files/WHA71/A71_20-en.pdf.
6. Cordioli E. Telemedicina nas especialidades: da teoria à prática. In: Santos AO, Lopes LT, (ed.). Acesso e cuidado especializados. Brasília, DF: Conselho Nacional de Secretários de Saúde; 2021.
7. Schmitz, CAA, Gonçalves MR, Umpierre RM, Molina-Bastos CG, Costa MM, Silva RS. Consulta remota: fundamentos e prática. Porto Alegre: Artmed; 2021.
8. Department of Health and Human Services. What is it telehealth? [Internet]. [Acesso em 15 set 2023]. Disponível em: https://telehealth.hhs.gov/patients/understanding-telehealth.
9. Câmara dos Deputados. Lei Federal nº 14.510, de 27 de dezembro de 2022. [Internet]. [Acesso em 20 set 2023]. Disponível em: https://www2.camara.leg.br/legin/fed/lei/2022/lei-14510-27-dezembro-2022-793576-publicacaooriginal-166678-pl.html.
10. Bates D, Saria S, Ohno-Machado L, Shah A, Escobar G. Big data in health care. using analytics to identify and manage high-risk and high-cost patients. Health Aff (Millwood). 2014;33(7):1123-1131.
11. Hodach R, Grundy P, Jain A, Weiner M, Handmaker KE. Provider-led population health management. Key strategies for healthcare in the cognitive era. 2. ed. Indianopolis, IN: John Wiley & Sons Inc.; 2016.

12. Stanford University. Artificial intelligence Definitions. Disponível em: https://hai.stanford.edu/sites/default/files/2020-09/AI-Definitions-HAI.pdf
13. IBM. What is artificial intelligence (AI)? [Internet]. [Acesso em 20 set 2023]. Disponível em: https://www.ibm.com/topics/artificial-intelligence.
14. Valerio Netto A, Berton L, Takahata AK. Ciência de dados e a inteligência artificial na área da saúde. São Paulo: Editora dos Editores; 2021.
15. Ting D, Cheung C, Lim G, Tan GSW, Quang ND, Gan A, et al. Development and validation of a deep learning system for diabetic retinopathy and related eye diseases using retinal images from multiethnic populations with diabetes. JAMA. 2017;318(22):2211-2223.
16. Mesko B. The Guide to the Future of Medicine: Technology and the Human Touch. Bulgary: Webcina Kft; 2014.
17. Zhao R, Krauze AV. Survival Prediction in Gliomas: Current State and Novel Approaches. In: Debinski W, editor. Gliomas [Internet]. Brisbane (AU): Exon Publications; 2021 Apr 30. Figure 2, The relationship between Artificial intelligence (AI), Machine learning (ML) and Deep learning (DL) and models currently employed in survival analysis (). Disponível em: https://www.ncbi.nlm.nih.gov/books/NBK570711/figure/Ch9-f0002/.
18. Esterhay RJ, Nesbitt LS, Taylor JH, Bohn Jr HJ. Population health: management, policy and innovation. 2. ed. Virginia Beach, VA: Convurgent Publ.; 2017.
19. Simon P. Too big to ignore: the business case for big data. 1. ed. Hoboken, NJ: Wiley; 2015.
20. Berman JJ. Principles of big data: preparing, sharing, and analyzing complex information. 1. ed. Burlington, MA: Morgan Kaufmann; 2013.
21. Chang WL, Grady N. NIST Big Data Interoperability Framework. Volume 1, Definitions. Special Publication (NIST SP). Gaithersburg, MD: National Institute of Standards and Technology; 2019. [Internet]. Disponível em: https://www.nist.gov/publications/nist-big-data-interoperability-framework-volume-1-definitions.
22. Brasil. Lei nº 13.709, de 14 de agosto de 2018. Dispõe sobre a proteção de dados pessoais. [Internet]. [Acesso em 2 out

2022]. Disponível em: http://www.planalto.gov.br/ccivil_03/_ato2015-2018/2018/lei/l13709.htm.

23. Wendeer COM, Damásio LCVC. Perguntas e respostas sobre a LGPD na área da saúde. Femina. 2021;49(3):156-160.
24. Dourado DA, Aith FMA. A regulação da inteligência artificial na saúde no Brasil começa com a Lei Geral de Proteção de Dados Pessoais. Rev Saúde Pública. 2022;56:80.
25. Little BB, Esterhay RJ. Big data for population health. In: Esterhay RJ, Nesbitt LS, Taylor JH, et al. Population Health. Management, policy and innovation. 2. ed. Virginia Beach VA: Convurgent Publishing LLC; 2017.

Capítulo 7

Sistema de Saúde Brasileiro

Introdução

Um sistema de saúde é o conjunto de recursos e organizações públicas e privadas destinados a manter, reabilitar ou melhorar a saúde dos habitantes de um país.[1]

Os sistemas públicos de saúde de cobertura universal têm por objetivo oferecer serviços conforme a necessidade dos indivíduos e da sociedade. Para o atingimento desse objetivo, os profissionais que atuam nesses sistemas têm um papel fundamental.

De acordo com a Organização Mundial da Saúde (OMS), o funcionamento dos sistemas de saúde depende de:[2]

- Serviços de atenção à saúde.
- Trabalhadores da saúde.
- Sistemas de informação da saúde.
- Insumos.
- Financiamento da saúde.
- Liderança e governança.

A Constituição Federal do Brasil (1998) estabelece o direito à saúde e permite a criação de um Sistema Nacional de Saúde, bem como impõe ao Estado o dever de conceder garantia à saúde, assegurando ao cidadão brasileiro o acesso universal e igualitário às ações e serviços que visam à promoção, proteção e recuperação da saúde (art.196) e refere que a assistência à saúde é livre à iniciativa privada, podendo esta participar de forma complementar ao Sistema Único de Saúde (SUS) mediante diretrizes do Poder Público (art.199). Desse modo, o Estado brasileiro tem como papel a definição da forma e princípios da prestação da assistência à saúde, a ordenação das políticas públicas e privadas e a regulação do setor como um todo. A Constituição Federal define os seus princípios, materializados no SUS, que se propõe universal, integral e equânime. Ao setor privado, cabe organizar-se de forma complementar e suplementar ao público.[2]

O SUS é financiado basicamente pelos impostos e os serviços são gratuitos. Os percentuais de investimento financeiro dos municípios e Distrito Federal devem ser de, anualmente, no mínimo, 15% da arrecadação dos impostos em ações e serviços públicos de saúde cabendo aos estados 12%. No caso da União, o montante aplicado deve corresponder ao valor empenhado no exercício financeiro anterior, acrescido do percentual relativo à variação do Produto Interno Bruto (PIB) do ano antecedente ao da lei orçamentária anual.

Esses recursos devem remunerar os profissionais, possibilitar investimentos em infraestrutura e equipamentos, além da aquisição de medicamentos e demais produtos para a saúde.[3]

Apesar do amplo espectro de serviços oferecidos, o SUS tem um gasto *per capita* inferior a maioria dos países que têm cobertura universal de saúde.[4] Desse modo, é fundamental aprimorar o financiamento do SUS. Massuda & Malik (2022) destacam três pontos relevantes, a saber:[5]

- **Angariar mais recursos federais para a saúde.** Sugerem aumentar a eficiência da coleta da receita fiscal e buscar mecanismos inovadores de financiamento.
- **Alocar recursos em áreas estratégicas do sistema.** Particularmente para fortalecer a governança do sistema, além das áreas estratégicas para promoção da saúde e prevenção de doenças. Destaque para a necessidade de aprimorar a regulação da incorporação e uso de novas tecnologia por órgãos de avaliação de tecnologias em saúde (ATS).
- **Remunerar a integração horizontal do cuidado.** Buscar soluções inovadoras de remuneração com adoção de novas mo-

dalidades de contratos pela prestação de serviços e utilização de sistemas robustos de informação.

Não obstante, a necessidade premente de resolução da questão do subfinanciamento do SUS, análises de eficiência pontuais em determinados segmentos (como hospitais, atenção primária, transplantes etc.) podem ser importantes para explicitar eventuais necessidades de recursos adicionais ou realocação ou redesenho de ações ou políticas.[4]

As políticas públicas de saúde precisam articular vários níveis de governo (segurança, educação, trânsito, saneamento, demografia, distribuição de renda, prática de vida saudável etc.) e poderes, além de mobilizar recursos financeiros e materiais, motivar e capacitar pessoas, obter apoio na sociedade e dispor de competências gerenciais e organizacionais no âmbito do SUS.[6] Sempre é bom lembrar que esse direito é exercido em determinadas condições políticas, econômicas e sociais.

A gestão central do sistema é exercida pelo Ministério da Saúde, que também coordena as políticas de alimentação e nutrição, sistemas de vigilância sanitária, redes de laboratório e serviços de alta complexidade, além do planejamento estratégico nacional. No entanto, o SUS é descentralizado, com estruturas de governança também nos estados e municípios.

A prestação dos serviços de saúde ao cidadão se inicia no município, por meio da atenção primária, e a partir daí, se houver necessidade, será franqueado o acesso aos serviços de média e alta complexidades que são prestados pelo Estado, ou mesmo pelo governo federal.[6]

Um dos pilares do SUS é a atenção básica à saúde (ABS), baseada na atenção primária, que foi definida pela Política Nacional de Atenção Básica como "um conjunto de ações de saúde no âmbito individual e coletivo que abrangem a promoção e proteção da saúde, prevenção de agravos, diagnóstico, tratamento, reabilitação e manutenção da saúde.[7] A atenção primária é o contato preferencial dos usuários com os sistemas de saúde. Orienta-se pelos princípios da universalidade, acessibilidade e coordenação do cuidado, vínculo e continuidade, integralidade, responsabilização, humanização, equidade, e participação social".[8]

Saúde suplementar

Em 1998 foi aprovada pelo Congresso Nacional a Lei nº 9.656 que regulamentou os planos privados de assistência à saúde. Essa lei representou duas alterações fundamentais:

- O fortalecimento do polo assistencial da regulação.
- O consequente fortalecimento do papel do Ministério da Saúde no processo.[6]

Entende-se que o debate sobre modelos assistenciais na saúde suplementar não deve ser desvinculado do entendimento global do funcionamento do SUS. A compreensão e a regulação da saúde supletiva podem ser estudadas e compreendidas a partir das experiências e modelagens produzidas no público, com o objetivo de compará-las e de estabelecer novos conhecimentos.[3]

Em 2000 a Lei nº 9.961 criou a Agência Nacional de Saúde Suplementar (ANS),[9] uma autarquia que reúne em um único órgão vinculado ao Ministério da Saúde as atribuições de regulação do setor de saúde suplementar, ou seja," órgão de regulação, normatização, controle e fiscalização das atividades que garantam a assistência suplementar à saúde" que tem "por finalidade institucional promover a defesa do interesse público na assistência suplementar à saúde, regulando as operadoras setoriais, inclusive quanto às suas relações com prestadores e consumidores, contribuindo para o desenvolvimento das ações de saúde no País". Esse processo caracterizou-se pela introdução de uma cultura regulatória não centrada somente no saneamento econômico e seus aspectos gerenciais, mas na busca de uma expressiva mudança da atenção à saúde, referendada pelo fato de essa regulação se dar no âmbito do Ministério da Saúde.[5,10]

Por definição, um plano privado de assistência à saúde se refere a um contrato de prestação continuada de serviços ou cobertura de custos assistenciais a preço pré-estabelecido ou pós-estabelecido, por prazo indeterminado, e com a finalidade de garantir, sem limite financeiro, a assistência à saúde.[11]

As operadoras de saúde privadas brasileiras se agrupam, basicamente, em oito categorias, cada uma com sua forma de operar, mas todas submetidas à regulação da ANS:[12,13]

- **Administradoras de benefícios:** pessoa jurídica que propõe a contratação de plano coletivo na condição de estipulante ou que presta serviços para pessoas jurídicas contratantes de planos privados de assistência à saúde coletivos. Ela representa a empresa, conselho, sindicato ou associação profissional contratante.
- **Autogestão:** entidade que opera serviços de assistência à saúde ou empresa que se responsabiliza pelo plano privado de assistência à saúde, destinado exclusivamente a oferecer cobertura aos empregados ativos de uma ou mais empresas, associados integrantes de determinada categoria profissional, aposentados, pensionistas ou ex-empregados, bem como a seus respectivos grupos familiares definidos.
- **Cooperativa médica:** operadora que se constitui na forma de associação de pessoas sem fins lucrativos (Lei nº 5.764/71) formada por médicos e que comercializa ou opera planos de assistência à saúde.
- **Cooperativa odontológica:** operadora que se constitui em associação de pessoas sem fins lucrativos (Lei nº 5.764/71) formada por odontólogos, e que comercializa ou opera planos de assistência exclusivamente odontológicos.
- **Filantropia:** operadora que se constitui em entidade sem fins lucrativos, que opera planos privados de saúde e que tenha obtido certificado de entidade filantrópica junto ao Conselho Nacional de Assistência Social (CNAS).
- **Medicina de grupo:** operadora que se constitui em sociedade que comercializa ou opera planos privados de saúde, excetuando-se as classificadas nas modalidades administradora, cooperativa médica, autogestão, filantropia e seguradora especializada em saúde.
- **Odontologia de grupo:** operadora que se constitui em sociedade que comercializa ou opera planos odontológicos.
- **Seguradora especializada em saúde:** empresa constituída em sociedade seguradora com fins lucrativos que comercializa seguros de saúde e oferece, obrigatoriamente, reembolso de despesas médico-hospitalares ou odontológicas, ou que comercializa ou opera com seguro que preveja a garantia de assistência à saúde (Lei nº 10.185/2001), sendo vedada a operação em outros ramos de seguro.

O envelhecimento populacional torna-se desafiador, uma vez que um número maior de pessoas idosas gera um aumento proporcional do número de doenças crônicas comuns ao envelhecimento, o que intensifica o uso dos serviços pelo plano de saúde.[14] Apesar do cenário de desigualdade de acesso à saúde, uma parcela da população consegue alcançar a rede privada de saúde, mas depara-se com um modelo de assistência insuficiente para suas demandas que apenas lhe assiste basicamente nas situações de doença e agravos.[14]

A saúde suplementar, sendo parte integrante do SUS, deve buscar evitar a fragmentação do cuidado, tornando-o centrado no paciente, incluindo as ações de promoção de saúde e prevenção de doenças, tendo a atenção primária como ordenadora do cuidado buscando a manutenção da saúde e da qualidade de vida dos seus milhões de beneficiários.

Referências bibliográficas

1. Mrejen M, Millett C, Hone T. Sistema de saúde: o que são, porque são tão diferentes em cada país e como o Brasil se compara? In: Rocha R, Lago M, Giambiasi F (org.) A saúde do Brasil. São Paulo: Editora Lux; 2022.
2. World Health Organization. Everybody's Business: Strengthening Health Systems to Improve Health Outcome: WHO'S Framework for Action. Geneve: World Health Organization; 2007.
3. Oliveira R. Gestão Pública e Saúde. Rio de Janeiro: FGV Editora; 2020.
4. Marinho A, Ockè-Reis CO. SUS: O debate em torno da eficiência. Rio de Janeiro: Editora Fiocruz; 2022.
5. Massuda A, Malik A. O financiamento do sistema de saúde brasileiro. In: Rocha R, Lago M, Giambiasi F (org.) A saúde do Brasil. São Paulo: Editora Lux; 2022.
6. Giovanella L. Atenção básica ou atenção primária à saúde? Cad Saúde Pública. 2018;34(8):e00029818.
7. Brasil. Constituição da República Federativa do Brasil. Brasília, 1998. [Internet]. [Acesso em 5 set 2023]. Disponível em: http://www.planalto.gov.br/ccivil_03/constituicao/constituicao.htm.

8. Brasil. Ministério da Saúde. Política Nacional de Atenção Básica. Portaria Nº 2.436, de 21 de setembro de 2017. [Internet]. [Acesso em 10 ago 2023]. Disponível em: https://bvsms.saude.gov.br/bvs/saudelegis/gm/2017/prt2436_22_09_2017.html.
9. Brasil. Lei nº 9.961, de 28 de janeiro de 2000. Cria a Agência Nacional de Saúde Suplementar – ANS e dá outras providências. [Internet]. [Acesso em 15 ago 2023]. Disponível em: https://www.planalto.gov.br/ccivil_03/leis/l9961.htm#:~:text=LEI%20No%209.961%20DE%2028%20DE%20JANEIRO%20DE%202000.&text=Cria%20a%20Ag%C3%AAncia%20Nacional%20de,ANS%20e%20d%C3%A1%20outras%20provid%C3%AAncias.
10. Brasil. Ministério da Saúde. Agência Nacional de Saúde Suplementar. Atenção à saúde no setor suplementar: evolução e avanços do processo regulatório. Rio de Janeiro: ANS; 2009.
11. Brasil. Ministério da Saúde. Agência Nacional de Saúde Suplementar. Duas faces da mesma moeda: micro regulação e modelos assistenciais na saúde suplementar. Rio de Janeiro: ANS; 2005.
12. Alves SL. Fundamentos, regulação e desafios da Saúde Suplementar no Brasil. Rio de Janeiro: Funenseg; 2015.
13. Figueiredo LF, Vecina Neto G. A Estrutura dos Serviços Privados de Saúde no Brasil. In: Vecina Neto G, Malik AM. Gestão em Saúde. Rio de Janeiro: Guanabara Koogan; 2011.
14. Sales JPD, Rodrigues LM, Araújo FR, Lima KC. Cenário nacional da promoção da saúde e prevenção de riscos e doenças para a pessoa idosa na saúde suplementar. Interface (Botucatu). 2022; 26:e210662.

Estudo de Caso

Ação Integrada Envolvendo a Empresa e a Operadora para a Promoção da Saúde Populacional

Leonardo Piovesan
Alberto J N Ogata
Ana Maria Malik

Caso originalmente publicado na Revista Brasileira de Saúde Suplementar. 2023;1(1). ISSN 2965-4394.

Resumo

Os programas e atividades em saúde e bem-estar nas empresas são relativamente populares e são criados por vários motivos, como controlar o aumento dos custos do plano de saúde, buscar a melhoria do clima organizacional, reter talentos e/ou estimular a adoção de estilos de vida saudáveis pelos trabalhadores. No entanto, frequentemente, esses programas se resumem a ações fragmentadas, sem mensuração adequada de resultados e com baixa adesão dos trabalhadores.

O presente caso se refere a um hospital privado de grande porte que, a partir de decisões estratégicas da liderança, passou a avaliar o estado de saúde dos trabalhadores, criou programas alinhados com as necessidades e interesses dos participantes e estabeleceu parceria com a operadora de saúde.

O programa foi acompanhado por meio da mensuração de indicadores de processo, de produtividade e de sinistralidade junto à operadora. Os resultados observados justificam o investimento em um programa integrado, com adoção de modelos lógicos de gestão em saúde populacional e do monitoramento dos indicadores de bem-estar, produtividade e custos assistenciais.

Palavras-chave: saúde suplementar, programa de saúde ocupacional, indicadores de qualidade de vida.

Introdução

No Brasil, assim como em muitos outros países, a oferta dos denominados programas de qualidade de vida ou de promoção da saúde tem sido popular, particularmente em organizações de grande porte.[1] Tais programas ou iniciativas são criados por vários motivos, como controlar o aumento dos custos do plano de saúde, buscar a melhoria do clima organizacional, reter talentos e/ou estimular a adoção de estilos de vida saudáveis pelos trabalhadores.[2]

No entanto, muitas dessas iniciativas são realizadas de maneira fragmentada, sem planejamento e avaliação adequados. Além disso, o apoio da liderança da organização é geralmente limitado, pois os programas são considerados acessórios, recebendo pouco apoio na comunicação e recursos financeiros limitados. Esses desafios são maiores para as empresas de menor porte.[3]

A literatura tem demonstrado que programas de saúde bem gerenciados, com objetivos claros, apoio da liderança, planejamento que inclua a participação do trabalhador, comunicação criativa e multicanal e utilização de indicadores de monitoramento dos resultados funcionam e trazem resultados positivos para os participantes e para a empresa. Tais programas podem contribuir para o controle dos custos assistenciais, redução dos fatores de risco para doenças crônicas, além de terem efeitos nos indicadores de gestão de pessoas (*turnover* voluntário, absenteísmo, presenteísmo).[4]

O objetivo desse estudo de caso é demonstrar a possibilidade da integração da empresa com a operadora de saúde para a gestão do programa de saúde populacional na empresa.

A empresa

O Hospital Alemão Oswaldo Cruz (HAOC) foi fundado em 26 de setembro de 1897, e é um hospital privado filantrópico, sem fins lucrativos, sediado em São Paulo, com recursos de custeio proveniente de atendimentos particulares e a beneficiários de todo tipo de operadoras de planos de saúde. Todos os recursos obtidos são reinvestidos na própria organização. Além disso, por meio do Programa de Apoio ao Desenvolvimento Institucional (PROADI), participa de projetos junto ao Sistema Único de Saúde (SUS) utilizando recursos de isenção fiscal.

Conta com dois hospitais na cidade de São Paulo, com mais de 500 leitos de internação e 70 de UTI. Em 2022, o Hospital contava com 3.817 colaboradores diretos contratados e 4.767 médicos e odontólogos no corpo clínico cadastrado ativo. No mesmo ano, o hospital realizou mais de 430 mil atendimentos ambulatoriais e 32.000 cirurgias, com um faturamento de R$ 1,24 bilhão de reais.

O programa de saúde da empresa

A equipe do programa de promoção de saúde foi constituída em 2010, buscando conhecer experiências em outras organizações, especialmente o Health Improvement Program, da Stanford University School of Medicine. Como se tratava de uma experiência de mais de 30 anos, o programa propôs uma parceria para, especialmente, utilizar seus instrumentos de avaliação e gestão.

O programa foi formalmente lançado em 2011, com o título de Programa Bem-estar (PBE), com apoio decisivo da alta direção e integrado à gestão estratégica de recursos humanos da organização. Passou a dispor de uma estrutura física própria, denominada Centro de Atenção à Saúde e Segurança do Trabalhador (CASSC). Utilizou como referência o Programa de Melhoria da Saúde, ou Health Improvement Programa (HIP), do Stanford Prevention Research Center (SPRC) tendo utilizado, mediante convênio, vários instrumentos e ferramentas, entre elas a avaliação inicial dos trabalhadores da Stanford University School of Medicine, denominado SHALA®, ou SABES® (em português Sistema de Avaliação de Bem-estar e Saúde). Essa avaliação é aplicada on-line para todos os trabalhadores da empresa. As ações e os programas de saúde e segurança no trabalho foram incorporados ao CASSC, como a Comissão Interna de Prevenção de Acidentes (CIPA) e a Semana Interna de Prevenção de Acidentes (SIPAT).

A empresa possui contrato com operadora de saúde na modalidade pós-pagamento e busca ampla integração na gestão da informação, administrativa e clínica. Busca-se privilegiar a coordenação do cuidado, com adoção dos atributos da atenção primária à saúde e foco na prevenção de riscos e promoção da saúde.

Quanto ao orçamento, existem três centros de custos relacionados ao CASSC. O primeiro é destinado à clínica do trabalhador. O segundo destina-se à área de lazer/qualidade de vida. O terceiro destina-se à segurança do trabalho e ao meio ambiente.

Durante o ano de 2018, o orçamento para as atividades relacionadas à área de lazer do trabalhador (academia de ginástica na empresa, outras modalidades de exercícios, eventos relacionados ao programa de qualidade de vida e bem-estar, pagamento aos parceiros do programa, equipe de educadores físicos, professor de canto e regente de orquestra) e custos com manutenção preventiva de equipamentos da academia teve um investimento total de R$ 513.589,29. Nesse mesmo ano, o orçamento do ambulatório do trabalhador, incluindo atendimento médico e equipe interdisciplinar, manutenção das instalações, insumos, subsídio de medicamentos, atendimento de urgência e emergência, educação e treinamento para a equipe do PBE teve um budget de R$ 4.857.392,39.

Finalmente, o orçamento de Segurança e Meio Ambiente, contemplando a aquisição de equipamentos de proteção individual e coletiva, treinamento e educação para a equipe interna e todos os trabalhadores ativos em simulados de combate a incêndio e prevenção, regulamentação de normas de segurança na área de saúde, simulados e treinamento em evacuação e atendimento a múltiplas vítimas, teve um orçamento total de R$ 682.092,69.

A equipe do programa é multiprofissional e interdisciplinar. Atualmente o programa conta com profissionais diretamente relacionados ao comitê de qualidade de vida, além de parceiros estratégicos, sendo composta pelo médico coordenador de saúde ocupacional, coordenador de segurança do trabalho e meio ambiente, especialista em saúde e qualidade de vida, médicos do trabalho, médicos de família e comunidade, psiquiatra, equipe de enfermagem, nutricionista, psicólogo, assistente social, funcionários administrativos, professor de canto, maestro, educadores físicos, engenheiro de segurança do trabalho, técnicos de segurança e do meio ambiente.

A prática de incentivos tem sido considerada como uma ferramenta poderosa para a adesão dos trabalhadores às atividades do programa. Por meio de um sistema de gamificação, o hospital monitora a adesão de seus trabalhadores às iniciativas do programa. Preencher o questionário SABES®, manter as vacinas em dia, comparecer a exames médicos periódicos, participar de grupos com um objetivo comum, como emagrecer, participar de atividades físicas oferecidas geram pontos no programa. Até o ano de 2022, ao atingir sua meta, os trabalhadores asseguravam 10% de sua remuneração variável.

Indicadores e resultados do programa

O engajamento dos trabalhadores no programa tem mostrado números positivos. Mais de 98% dos funcionários fazem parte do programa. Antes da pandemia da COVID-19 mais de 650 pessoas frequentavam o centro de *fitness*, com taxas de participação entre 85-90%. Durante o ano de 2020 e 2021 muitas atividades migraram para a modalidade *on-line* e recentemente com a retomada constatou-se uma adesão crescente.

Desde sua implementação, a taxa de adesão ao questionário SABES® e participação da avaliação de bem-estar é superior a 90%. O cumprimento das campanhas de imunização retrata o comprometimento dos colaboradores com sua saúde, pacientes e familiares, e em 2021 chegaram a 79,84% de cumprimento da imunização contra o vírus influenza e 98,06% de adesão a vacinação contra a COVID-19 (2 doses).

O principal indicador de participação no programa é medido pela taxa anual de presença no exame médico periódico. Em 2009, antes da implantação do PBE, o índice de conformidade era de 52%. Desde sua concepção a participação nesse exame dentro da organização supera os 90% de adesão, mesmo durante os anos de 2020 e 2021, auge da pandemia da COVID-19 e suspensão temporária da obrigatoriedade de sua realização.

Com relação ao estado de saúde da população, o indicador utilizado é o HLI-Stanford. O indicador é calculado com base nas respostas ao questionário anual SABES®. O HLI em 2018 foi de 67,3. Desde 2010, vem apresentando evolução favorável com diferença estatisticamente significativa, mostrando um processo de consolidação da cultura de saúde e bem-estar na organização.

Os fatores de risco e proteção para doenças cardiovasculares e cerebrovasculares, transtornos de saúde mental, obesidade, hipertensão e diabetes são medidos anualmente com base nas respostas do SABES® e dos exames periódicos de saúde. Entre os resultados, destaca-se a série histórica entre 2010 e 2020, com aumento de 18% no número de funcionários que realizam mais de 150 minutos de atividade física moderada por semana, redução de 35% de comportamentos sedentários, redução de 48% no tabagismo, aumento de 158% no consumo de grãos, aumento de 31% no consumo de frutas, e redução de 30% no estresse percebido, dados estes com significância estatística.

O programa avalia a taxa anual de absenteísmo da organização por doença. Em 2021, a taxa foi de 2,98%, ainda impactada pelos afastamentos causados pela COVID-19 entre os trabalhadores. Foi feita uma análise por meio de uma ferramenta de Business Intelligence (BI) das horas-homem para cálculo do absenteísmo por doenças em 2021 e chegou-se a um resultado de 15.588 horas-homem. Em 2021, o principal motivo de afastamento do trabalho foram as doenças respiratórias (agrupamento CID J e B). A gestão do absenteísmo é realizada por uma equipe interdisciplinar, e compreende a análise de todos os seus indicadores, independentemente de serem por doença ou injustificados, por meio de um sistema de inteligência empresarial. Realizamos serviços de consultoria nas áreas mais impactadas, analisando as principais causas e juntos com o gestor local traçamos um plano de ação com metas a serem monitoradas.

O indicador de incapacidade é verificado pela taxa de afastamento do trabalho. Os números foram analisados com base em ferramentas de BI. Em 2021, o foi de 0,98%.

A economia de custos assistenciais (com o plano de saúde) foi de aproximadamente 1,8 milhões de dólares americanos (2010-2014). Por exemplo, os custos médicos caíram 26,9% em usuários em comparação a não usuários da academia PBE (2016-2018). O custo médio do benefício assistencial foi 5,39% menor do que para empresas com o mesmo produto após pagamento – R$ 396,36 (outras empresas) x R$ 374,98 (HAOC).

O benefício de assistência médica oferecido aos colaboradores totaliza cerca de 8% da folha de pagamento total da empresa. Comparando com outras organizações hospitalares em que esse valor varia de 10% a 15%, as ações de qualidade de vida e gestão da saúde da população indicam a sustentabilidade desse importante benefício.

Mediante o *saving* gerado pela análise do custo *per capita* previsto, caso acompanhasse o índice de variação de custos médico-hospitalares (VCMH) oficial, e realizado no benefício-saúde anual dos trabalhadores, e do custo *per capita* investido no programa, calculou-se o retorno sobre o investimento (do inglês *retur over investment* – ROI) estimado para cada valor investido no período de 2011 a 2018. O ROI torna-se positivo a partir de 2014 e atinge seu melhor resultado no ano de 2018 com retorno de 3,26 reais em economia no benefício-saúde para cada real investido no programa.

O PBE foi vencedor da principal premiação nacional em programas de qualidade de vida, o Prêmio Nacional de Qualidade de Vida (PNQV), da Associação Brasileira de Qualidade de Vida (ABQV), nos anos de 2012 e 2017. Em 2015 foi finalista, e em 2018 foi o vencedor da principal premiação mundial para programas de qualidade de vida no ambiente de trabalho, o Global Healthy Worplace Awards.[5]

Discussão

Este programa desenvolvido pelo Hospital Alemão Oswaldo Cruz pode ser considerado abrangente, pois preenche os cinco pontos apontados pelo Healthy People 2010.[6] Ao analisarmos estes pontos destacamos a educação em saúde como uma de seus principais meios de transformar o estilo de vida, fato este comprovado pelo incentivo ao autocuidado apoiado; a constante presença do estímulo e engajamento do trabalhador, lideranças e familiares; a adaptação à cultura e realidade institucional apesar do modelo inspirado no HIP, da Universidade de Stanford (Estados Unidos); a integração da medicina e segurança do trabalho com as ações de qualidade de vida; e o processo sistemático de rastreamento, diagnóstico, e seguimento das condições de saúde populacional por meio das linhas de cuidado.[7]

O cuidar é um componente integral da saúde organizacional positiva. Em um ambiente e cultura organizacionais isso inclui líderes seniores, gerentes, supervisores e todos os outros funcionários. O cuidar é demonstrado todos os dias, pela forma como se expressa e se aceita cuidar dentro de nossas relações pessoais e profissionais. Para aqueles de nós nos campos de saúde e bem-estar, essa comunicação acerca do valor do "cuidar" ocorre de maneira cotidiana e deve ir além da mera oferta de serviços e produtos e monitoramento de resultados.[8]

Conclusão

As práticas de qualidade de vida identificadas são bastante amplas e servem como uma referência para outras empresas que queiram adotar um programa consistente e robusto. As ações contemplam a integração dos pilares da qualidade de vida, proteção e promoção à saúde, segurança do trabalho e meio ambiente, saúde assistencial e ocupacional. Vale ressaltar também, que a definição e o acompanhamento de indicadores mostraram resultados consistentes na gestão de pessoas para a organização, melhoria do estilo de vida da população, redução de fatores de risco para doenças cardiovasculares e outras crônico-degenerativas, além de redução de custos com despesas médicas, contribuindo para a melhoria e sustentabilidade de todo o ecossistema.

Referências bibliográficas

1. Edington DW, Schultz AB, Pitts JS, Camilleri A. State of the Art Reviews: The Future of Health Promotion in the 21st Century: A Focus on the Working Population. American Journal of Lifestyle Medicine. 2016;10(4):242-252.
2. Yen L, Schultz A, Schnueringer E, Edington DW. Financial costs due to excess health risks among active employees of a utility company. J Occup Environ Med. 2006;48(9):896-905.
3. Chapman LS. Meta-evaluation of worksite health promotion economic return studies: 2005 update. Am J Health Promot. 2005;19(6):1-11.
4. Stewart WF, Ricci JA, Chee E, Morganstein D. Lost productive work time costs from health conditions in the United States:

results from the American productivity audit. J Occup Environ Med. 2003;45(12):1234-1246.

5. Global Centre of Healthy Workplace. Global Healthy Workplace Award. [Internet]. [Acesso em 1 mai 2023]. Disponível em: https://www.globalhealthyworkplace.org/.
6. Centers of Disease Control. Healthy People 2010. [Internet]. [Acesso em 1 mai 2023]. Disponível em: https://www.cdc.gov/nchs/healthy_people/hp2010.htm.
7. Stanford University. Health Improvement Program. [Internet]. [Acesso em 1 mai 2023]. Disponível em: https://healthyliving.stanford.edu/classes/register/hip_classes.php.
8. Edington D. Promoção da Saúde: o Porquê, Valores Compartilhados e uma Filosofia Ganha-Ganha. In: Ogata AJN (org.). Temas Avançados em Qualidade de Vida. v. 4. Londrina: Midiograf; 2016.

Índice Remissivo

Obs.: números em *itálico* indicam figuras;
números em **negrito** indicam quadros e tabelas.

A

B

C

D

P

Q

R

S

T

U

V

Y